大展好書　好書大展
品嘗好書　冠群可期

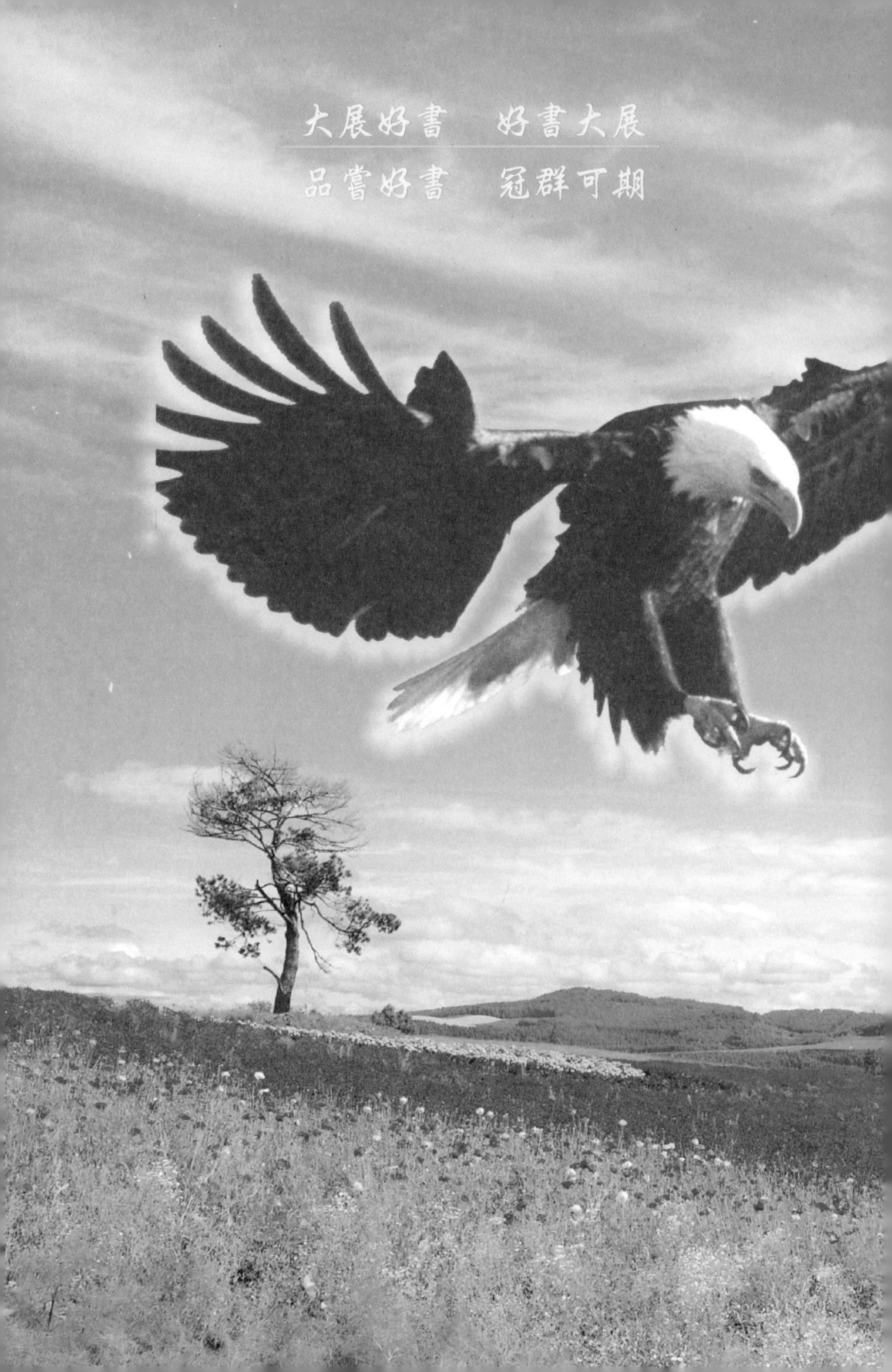
大展好書　好書大展
品嘗好書　冠群可期

元氣系列7

木炭驚人的威力

醫學博士、藥劑師
大槻彰／著
李芳黛／譯

大展出版社有限公司

前言——我與木炭之緣

最近電視、雜誌爭相報導「木炭對健康有益」。

我與木炭之緣，起於學生時代。當時在京都求學，對於京都、奈良的古寺古佛情有獨鍾，每到假日便走訪京都、大和路。

我發現一個現象，雖然名刹、名茶室等建築物，表面被土及苔覆蓋，看不太清楚，但可以確定其中埋有木炭。

為什麼呢——？

心頭有了這個疑問，便向當時認識的美術研究家龜井勝一郎先生請教，並藉著在寺院散步的機會，針對此問題詢問多位老師、僧侶們。

木炭與建築物有什麼關係呢？在古代，木炭是調節濕度的重寶，並可防白蟻、防蟲蛀。木炭對於消除體臭、異味也很有效果，利用範圍很廣。

很驚人吧！對於生於鄉下的我而言，木炭絕對不是陌生的東西，但木炭具有這麼多效果，還真是頭一次聽聞。從這時候開始，「木炭」二字便在我的腦海中留下深刻的印象。

經過好多年，提倡自然療法的過程中，對於木炭與健康之間的關係關心提高，因為自然療法與木炭巧妙地結合在一起。原來木炭就是自然療法的原點，也可說是自然療法的基礎。

對於木炭關心之餘，自己積極搜集資料，並研究有關木炭的書籍、文獻，更進而採訪實際使用木炭之人，而且親自嘗試。

結果我確信：

「這才是真正的自然療法。」

自然療法與西洋醫學對症下藥的立場不同，是盡量使用自然素材、食物、漢藥來改善體質、改善環境，亦即「提高自然治癒力」。

木炭與自然療法的概念不謀而合。木炭是再自然不過的素材了，而且不必擔心任何副作用。可烹飪、燒水沐浴、放在房屋內、埋於地面下、床下……。

除了「健康」之外，還有「美容」的功效。木炭實為現代人健康生活上的必需品。

本書以圖解解說木炭的效用，尤其著眼於自然療法＝飲食、營養基本。再從「併用增加效果」的觀點來看，也對植物發酵食品「菰」做一番簡介。

《本書內容的詢問地址》

日本自然療法學會事務局・日本未病醫學會事務局
〒113　日本國東京都文京區本鄉2～27～17
電話：（〇三）三八一一六二一四三七

目錄

第2章 木炭與自然療法

第3章　利用飲食與木炭浴擊退病魔

第4章 「木炭生活」實踐法

第 1 章

木炭的秘密

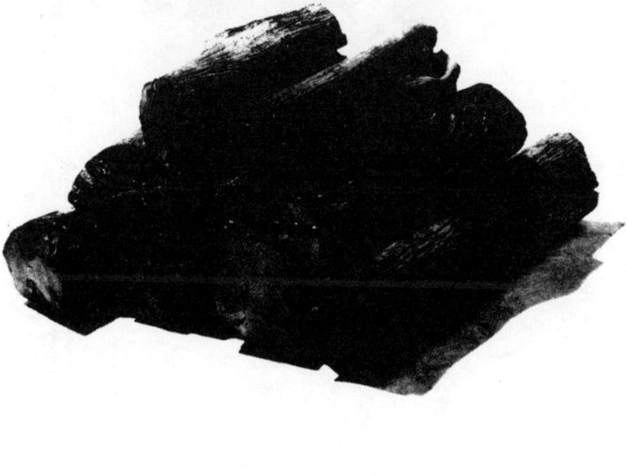

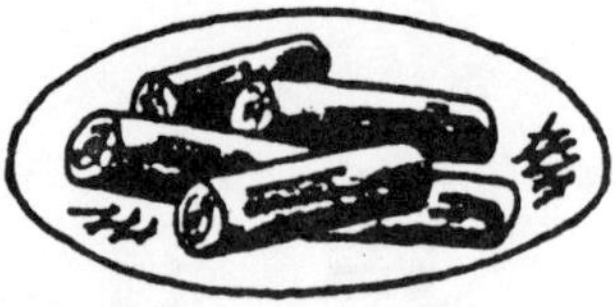

木炭是古老而高級的技術

三十萬年前即製作完成的木炭

木炭——。

大部分人一聽到「木炭」二個字，就立刻浮現「燒木頭」的印象。

並沒有錯，但答案卻還不夠完整。

◉火的使用始於舊石器時代

舊石器時代距今約四、五萬年前，木炭大約也是從那時候與人類見面。

火使用後，會產生炭化的餘燼，也就是軟炭。這種軟炭在火熄滅之後仍然可以利用，所以被視爲至寶。但一般也只認爲是「燃燒後的偶然產物」。

◉愛媛縣肘川町的鹿川洞窟

此洞窟推測是三十萬年前之物，此處有人骨與石器類混雜，並發現少量木炭。調查這些木炭發現，一是自然形成的軟炭，另一是人工製造者。

木炭與軟炭性質不同，簡單說明，軟炭是木頭燃燒後的產物、木炭是蒸燒木頭的產物。蒸燒木頭需要特別技術。

如果方法不對的話，就和軟炭沒什麼兩樣了。火的溫度、時間、質材……。一定得具備各種知識。

◉注意到木炭的效果了嗎!?

匯集當時智慧製造木炭，是因爲祖先們了解木炭的特殊意義嗎？

木炭和軟炭明顯不同，可說質材完全不一樣。

木炭燃燒不起煙，也沒有火焰、火力強，溫度也容易調節。另外攜帶方便，不必擔心腐敗。當成燃料用的木炭，著實便利。或許可以說，木炭的製造是上古的燃料革命。

木炭是超技術製品

一九七二年，中國有一項世紀大發現，那就是在現在湖南省長沙郊外，發掘馬王堆古墳。

◉震驚世界的遺體保存狀態

不但許多歷史遺產出土，被許多附葬品包圍的婦人遺體出土，更受世人矚目。從出土物判斷，這座古墳大約是二千年前所製作，但令人驚訝的是，遺體的肌肉還有彈性。

根據學者調查，內臟也還新鮮？生前患有肝臟、心臟病，死因為狹心症。腸內有蛔蟲死骸、胃內還有死前幾個鐘頭吃下的甜瓜種一七六個（發芽了）。

根據種種調查結果顯示，這個二千年前的遺體，「仍保有死後四日的狀態」。

◉木炭優秀的保存力量

爲什麼?不是吸血鬼的婦女遺體，經過二千年依然呈現剛死亡的狀態——?其中秘密就在於木炭。墓地周圍圍繞五噸的木炭，證明古代中國人了解木炭具有優秀保存力量。

◉不是只有中國人將木炭使用於墓地

日本的古墳也被確認，使用內部稱爲木炭槨的木炭保存遺體。遺體保存方法從古墳時代開始，奈良、平安、鎌倉以火葬保存遺骨。

◉承祜公一四〇年後火葬

最近流行的話題，至青森縣弘前市的長勝寺被發現的弘前藩藩主養子津輕承祜（江戶末期）的木乃伊遺體，他在十七歲就去世了，經過一四〇年後，才在一九九五年被火葬。

四十一年前，承祜的木乃伊被發現時，遺體以木炭包圍，其中並塞茶葉當成乾燥劑，

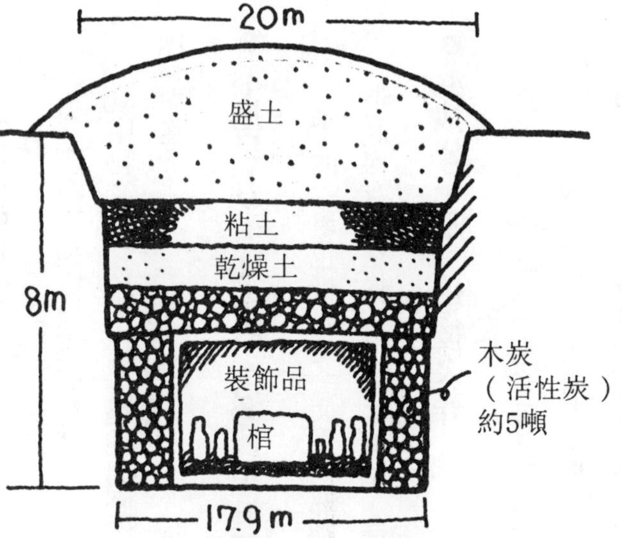

馬王堆古墳剖面圖

以木乃伊化被土葬。

我造訪弘前市時，也看過這個木乃伊，但津輕家後代不忍先祖木乃伊被當成觀賞品，於是火葬了事。

◉木炭的各種驚人效果

木炭可利用於保存文書、書籍、衣服方面。當然，並非都是成功的例子，如果不考慮場所、濕度等周圍條件，也會導致失敗。

只不過如果考慮各項條件後使用，則效果非常驚人。

◉木炭是高科技產品

死後二千年的遺體，仍保持死後四日的

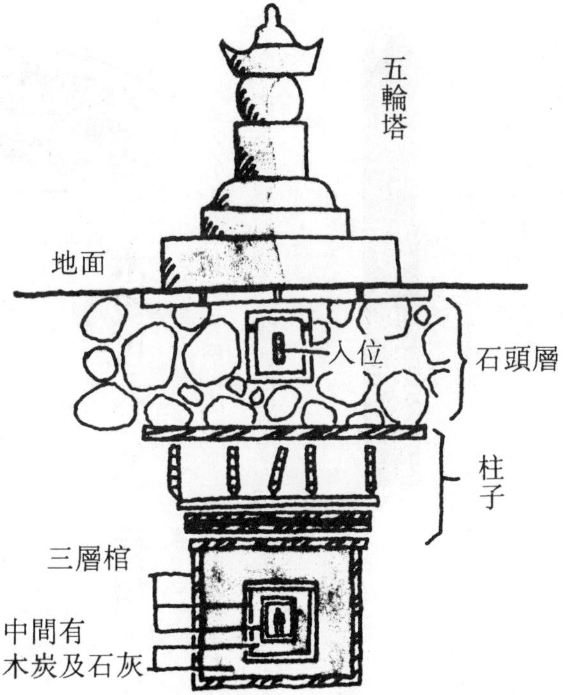

承祐公木乃伊埋葬圖

狀態，木炭威力眞是驚人。

即使今日科學以防腐處理劑或冷凍保存遺體，也很難達到保存二千年的水準。

我站在自然療法的立場看木炭，親自使用並參考實例，確信木炭具有先進科學也製造不出來的力量。

木炭本身已經被上古人類思考出來，人類並延用至今，這就是最高科學。

「最古老，卻是最新的高科技產品。」這不正是木炭最佳寫照嗎？

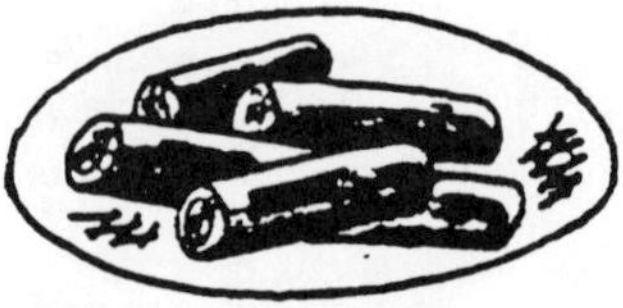

試著分解木炭

木炭可大分為二種類

日本的木炭可大分爲「白炭」與「黑炭」二種。其炭燒時的溫度與燒完後火的熄滅方式不同。同樣是燒木頭，但溫度與熄滅方式之差，會造成硬度、炭素量、持久度等一切改變。

白炭（一〇〇〇度前後）

表面附著白粉之木炭稱爲白炭。白粉是在適量水中加入灰與土所練成的「消粉」。爲了使赤熱的炭冷卻，當從窯中取出時，必須將粉仔細塗於炭上。另外，這種「消粉」在木炭當做燃料使用時，也有易燃的效果。

■白炭的代表是備長炭■

備長炭是以姥芽櫟爲素材的木炭中最高級品，硬度如鐵，敲起來有鏗——鏗——的聲音，不但火力強，而且耐燒。

■其他種類白炭■

枹樹白炭（生產於長野縣北部、秋田縣等）、橡樹白炭（高知、大分、宮崎）最有名。白炭對世人而言還很陌生，因爲只生產於日本、中國等地。

本書叙述的各種木炭健康法，基本上是使用備長炭。

黑炭（六〇〇度～八〇〇度）

黑炭製造法比白炭簡單，在完全炭化階段，將窯密閉、消火，待完全冷卻後再開窯取出。

■木炭幾乎都是黑炭■

世界上所使用的木炭，幾乎都是黑炭，但日本的黑炭品質比外國好。

黑炭比白炭軟，但易燃是其特徵。

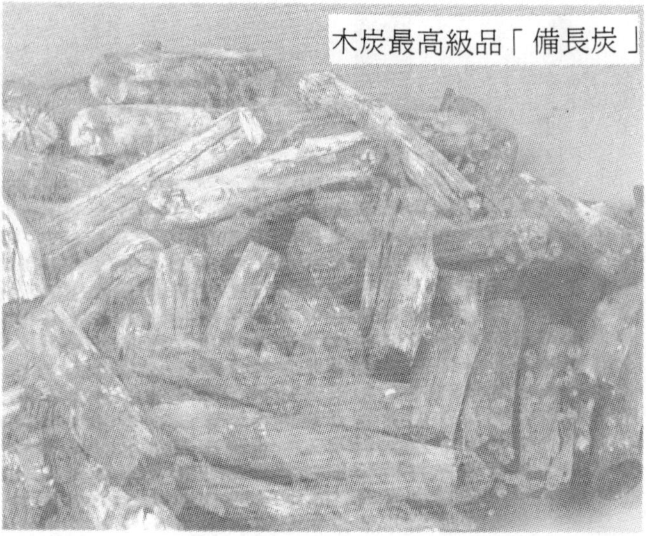

木炭最高級品「備長炭」

白炭、黑炭之外的木炭

除了白炭、黑炭以外，也有低溫（四〇〇～五〇〇度）炭化的「乾留炭」、「平爐炭」，以及用鋸木屑或廢材製成的「大鋸炭」。

［註］：進口炭

從東南亞及斯里蘭卡進口椰子屑炭、南洋備長炭、紅樹炭、橡膠炭等。

主要的木炭定義

木炭的種類	定　義
白炭	以窯外消火法製成的木炭
黑炭	白炭以外的木炭
大鋸炭	以鋸木屑、樹皮等原料炭化的木炭
椰子屑炭	利用椰子屑炭化的木炭
平爐炭	利用平爐炭化的木炭
乾留炭	利用乾留法炭化的本質

·利用來製造木炭的樹木·

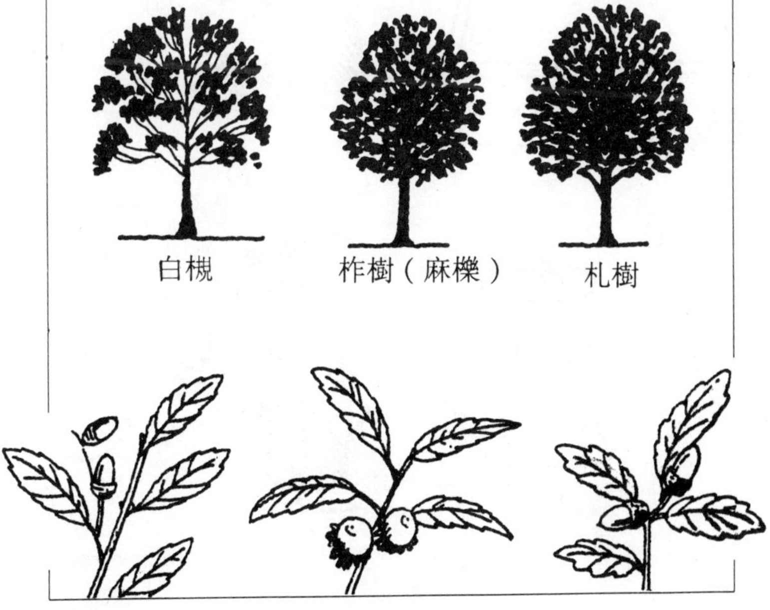

白炭與黑炭的不同

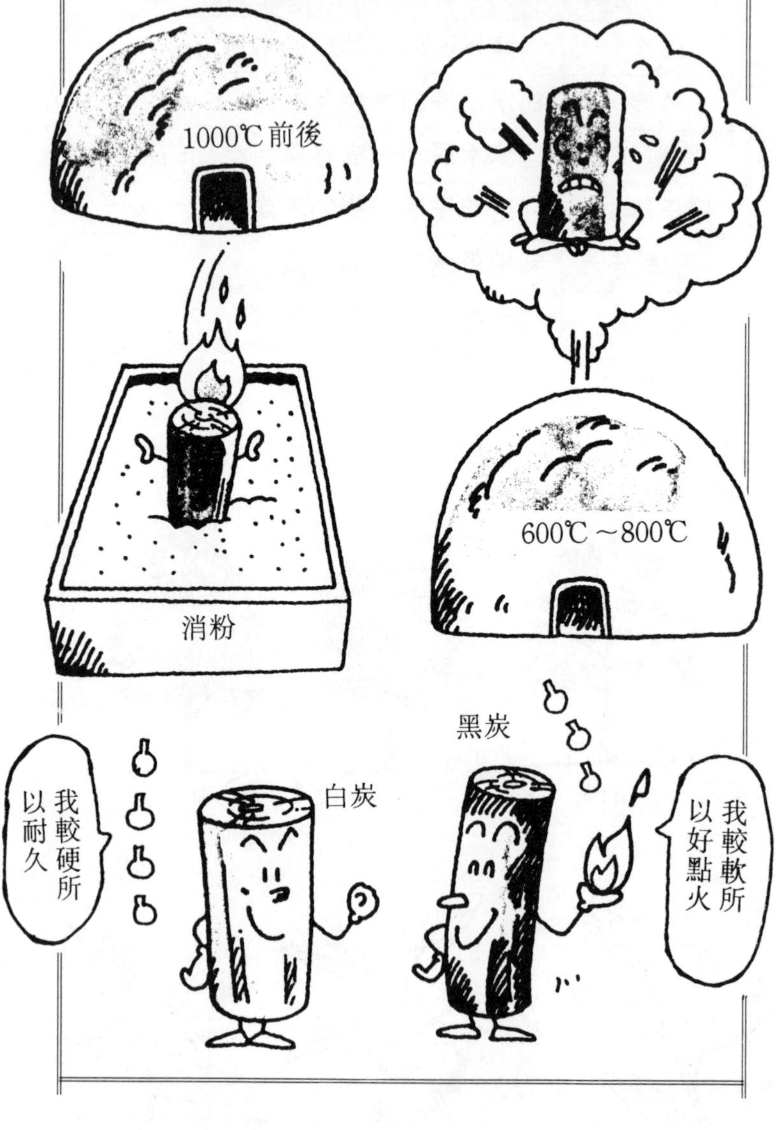

木炭的各種使用法

白炭、黑炭、其他種炭，各有不同用途。

◉白炭中的備長炭

白炭當中的備長炭，被視爲是最高級料理用燃料，爲大廚師所寵愛。

瓦斯調理不易調節溫度，燒過頭了會焦黑、燒得不過又不熱。

備長炭的燃燒溫度固定在五百度，但也可上升至一千度。這時調節溫度的方法只要用扇子搧就可以了。

隨著溫度上升，會放出近紅外線，此近紅

◆備長炭受歡迎的秘密◆

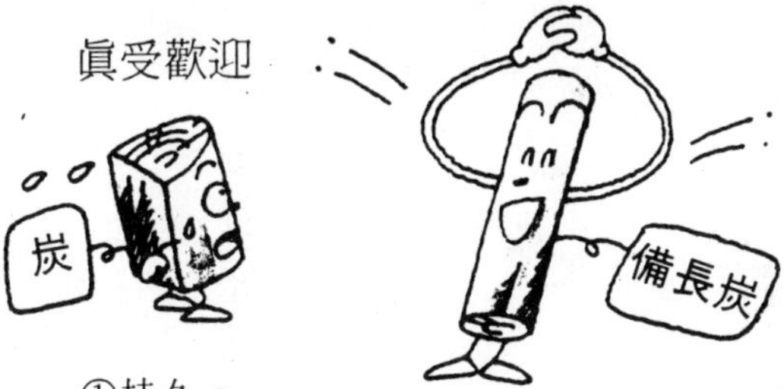

①持久。
②刀刃不入的堅硬度。
③硫黃成分少，所以没有炭獨特的臭味。
④高溫製造，所以水分少、易燃。
⑤溫度調節容易。

外線在被當成熱源滲透素材內部的同時，會使表面組織凝固，使食物原味不流失。

◉茶道用池田炭與佐倉炭

黑炭比白炭軟，容易點火，不容易熄滅，所以，自古以來就被使用於金屬精鍊、加工等。泡茶成爲習慣後，被用於茶道上的頻度也提高。

使用於茶道的黑炭，以池田炭（大阪、池田市）及佐倉炭（千葉、佐倉市）聞名。均使用質佳的柞樹，配合茶道需要製成特別形狀，品質很好。

但現在這兩種炭已經不多了。

◉土壤改良的大鋸炭

除了白炭、黑炭以外的炭，多用於土壤改良，方法很簡單，只要將炭磨細，灑在稻田上即可。此法可防寒害侵襲。

也有酪農以木炭高溫煮食給乳牛吃，以增加乳牛的擠奶量。

◉進口炭活用法

椰子屑炭被使用於冰箱等除臭劑的原料。

紅樹炭有被使用於巴比Q的場合，但因燃燒不完全，使得煙過多，專家評價低。

橡膠炭主要用於工業用途。

〔註〕：近紅外線

炭火料理時，從木炭放出的紅外線波長，約2～5微米。此波長帶在電磁波的範圍稱「近紅外線」，與遠紅外線區別。

〔註〕：紅樹炭

看起來和備長炭很像，所以稱爲「南洋備長炭」。用於巴比Q場合，但不耐久。

木炭各種利用法

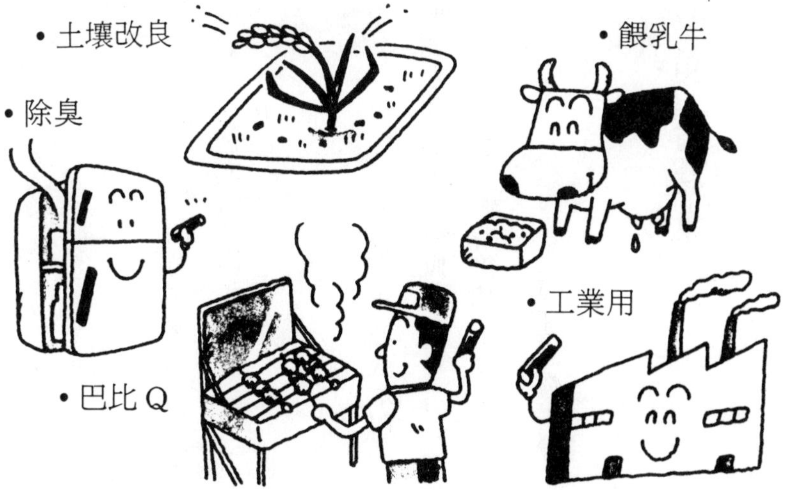

木炭是有洞穴的構造

一言以蔽之是燒炭，但並不只是燒炭而已，燒炭是「將原木中所含炭素的七〇%左右，分爲固體與液體回收，除了燃料之外，還可利用於其他用途的資源再生」。

◉成為炭之前的原木，約有一半是碳素

原木在窯中加熱後，三分之一的碳素會成爲炭，另外三分之一成爲木焦油或木醋（從炭燒時的煙抽出的醋酸成分液體，具有殺菌作用，已知對肌膚有益）等碳化合物。其餘的三分之一則成爲一氧化碳、二氧化碳排出。換句話說，燃燒後的木炭，即爲碳塊。

◉木炭表面有洞

碳＝木炭的表面，如果用電子顯微鏡放大觀察，會發現很有趣的事。

其中有無數小洞穴，而且洞穴之中還有洞穴，縱橫無數。只看木炭表面會覺得像蜂巢，但通行無阻是木炭洞穴的特徵。

不是表面有口就是穴中有口，所有穴都與外面空氣接觸。木炭就是碳塊，也是微小洞穴的集合體。

這種木炭構造有個專門用語，叫「多孔質」。

◉寬廣的表面積

一公克炭相當於約三百平方公尺的表面積。

與三十×十公尺的游泳池，或3LDK公寓三間差不多。

以公斤為單位又是多少呢？

馬王堆使用五噸的木炭。

嗯~很難想像。打個比方，「小巨人」這個名詞就很適合木炭。

此洞穴構造正是木炭威力的秘密。

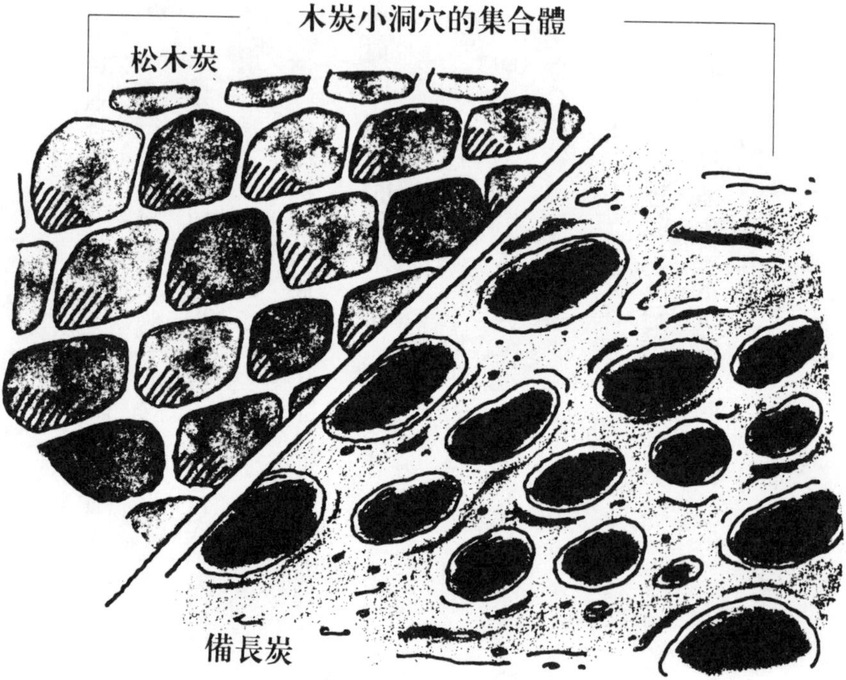

〔註〕：木炭穴的表面積

木炭穴的表面積，木炭一g（大人的手指程度）約相當於二百個榻榻米，這就是木炭驚人效果的秘密所在。

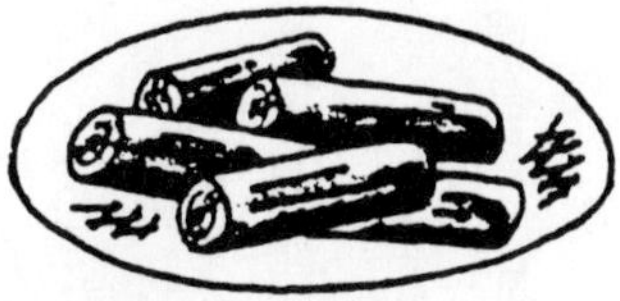

木炭帶給人體健康的五大理由

1 木炭無數的洞穴與微生物是效果的來源

木炭有許多洞，而且每個洞暢行無阻，以某種形狀與外界相通，具通水性與通氣性。而且一公克大約大人手指頭程度的木炭，表面積就有三間公寓寬，這就是木炭吸收力的秘密。

◉木炭是吸收力強之物

當氣體、液體通過木炭內部之際，有害物質全被洞穴吸收。

放入木炭的水無味無臭，就是因爲使水產生臭味的石灰漂白粉、氯等物質被木炭的穴吸住所致。這麼說起來，自衛隊的迷彩服中也有木炭花紋，就是這個原理。

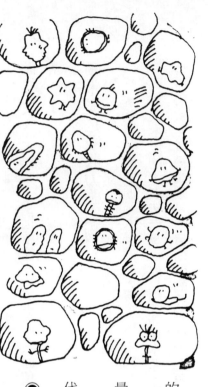

除臭、除濕效果與此相同，造成臭味的粒子、多餘水分被木炭的穴吸收了。

不論吸收性能多好，如果只能吸收少量，就談不上什麼優越。

木炭的表面積既然如前所叙寬廣，就代表從質、量兩方面而言，吸收性均佳。

◉微生物助吸收力一臂之力

木炭的無數洞穴中，住著無數的微生物，但這並不是有害的微生物，這些微生物具有分解洞穴中有害物質、臭粒子的作用。

微生物的偉大，只要你試著在木炭中種植植物就知道了。將木炭放入土中，則微生物會呼朋引伴地聚集於木炭洞穴中，不斷繁殖。

而且此微生物會使土壤變爲鹼性(黴菌等喜歡酸性土)。有經驗的人都知道，將木炭灑在稻田中，所培育的作物就是不一樣。這就是木炭內的微生物使土壤變成鹼性，促進植物生長所致。

當然，人與植物不同，所以不可一概而論，但微生物吸收有害物質，變爲無害物質的原理，對人體而言也非常有益。

2 木炭是礦物質成分的寶庫

樹木吸收土壤中的礦物質而生長，礦物質是樹木不可缺少的營養素。例如枹樹白炭，樹木中就含有四〇％的鈣與二〇％的鉀。除此之外還有微量元素鐵、錳等。

◉炭化使礦物質成分濃縮

礦物質成分不會在燒炭的過程流失，而是經炭化而濃縮約三倍，而且濃縮後易溶於水。礦物質的重要性相信大家都清楚。缺乏礦物質會造成人體各種障礙。

人與動物成長發育所需的礦物質，本來就取自植物，而培育植物的是土壤，因此，人體內的礦物質成分比率，可說相當於一棵樹木。

這就是木炭有利健康的理由。

◉使自來水含天然礦物質

自來水中加入木炭會使水更香甜。這是因爲水中產生臭味的物質被木炭內無數洞穴吸收所致，而天然礦物質成分從洞穴中釋出。

這麼說起來，不就是含有天然礦物質的自來水了嗎？怎麼會不香甜呢？而且此礦物質成分易溶於水，易被身體吸收。

樹木中含有不少砷、水銀、六價鉻等有害物質，這些物質也會少量被吸收，但其量極微，完全是不會造成影響的程度。

樹木是活生生之物，當然不會將有害物質大量吸收入體內。

總而言之，木炭是天然礦物質的寶庫。

〔註〕：鈣的作用

木炭中所含的許多礦物質是鈣。如果製造骨頭與牙齒的鈣缺乏，則骨頭鬆軟。

3 木炭的遠紅外線帶來溫熱效果

遠紅外線是電磁波的一種，爲溫物效果強的放射線。

此放射線對有機物質的吸收率非常好，不少研究學者指出，「遠紅外線也容易被人體吸收，所以沐浴在遠紅外線中，會使身體感到舒暢」。以此結論爲基本的商品相繼問世。

相信不少人在三溫暖中實際使用過，但並沒有詳細研究資料，所以無法進一步說明。

◉調查木炭床墊的溫熱效果

札幌慈啓會，對遠紅外線對人體的溫熱效果進行調查。

以市內五家醫院住院患者，或躺在家中長期療養的二五五名患者爲對象，讓他們使用活性炭與木炭床墊，然後調查使用效果。

使用的墊子從一九八八年經過五次改良，是將經過八〇〇度燃燒的活性炭，以厚五公分、寬十公分的間隔，嵌入〇·〇七公分特殊通氣孔薄膜中，長一九〇公分。

讓患者睡在這種床墊上，然後詢問其手腳寒冷變化、身體溫暖變化、睡得舒不舒服、臭氣、疲勞感、手腳痛、倦怠感等問題。

◉調查結果證實溫熱效果

從問卷調查中知道，「寒冷性」獲得大幅改善。實際從體表溫度測定資料顯示，確定比市售棉被保溫度高一度。

因此，『高齡者問題』第十號（一九九四年），出現以下結論。

「人體的紅外線吸收波長帶是四～五十微米，但以前的波長帶是在四微米以下。換句話說，波長帶在吸收範圍之外。然而，活性炭發出的遠紅外線在四～十四微米之間，能充分被身體吸收。」

◉促進血液循環與熟睡

從問卷調查中得知，原來有「睡不著」症狀的人，獲得顯著的改善，這是由於身體溫暖所造成。身體溫暖使副交感神經受刺激、身體放鬆，促進末梢血液循環。

溫熱效果主要問卷結果

日常症狀			使用木炭床墊短期間得到改善
睡眠	睡不好	2人	2人
	睡不深	3	3
	無法熟睡	12	10
	起床上好幾次廁所	1	1
	流汗	10	10
	打呼	4	3
	早晨不太起得來	14	14
	早晨根本起不來	10	10
身體狀況	寒冷	11	10
	頭痛	5	4
	頭重	6	6
	肩膀僵硬	13	10
	身體發抖	8	6
	手腳麻痺	3	2
	手腳浮腫	5	5
	膝蓋積水	1	1
	背痛	5	4
	腰痛	10	9
	咳嗽	2	2
	體臭強烈	1	1
	合　計	126人	113人

改善效果率：89・7%

木炭床墊與一般棉被之不同

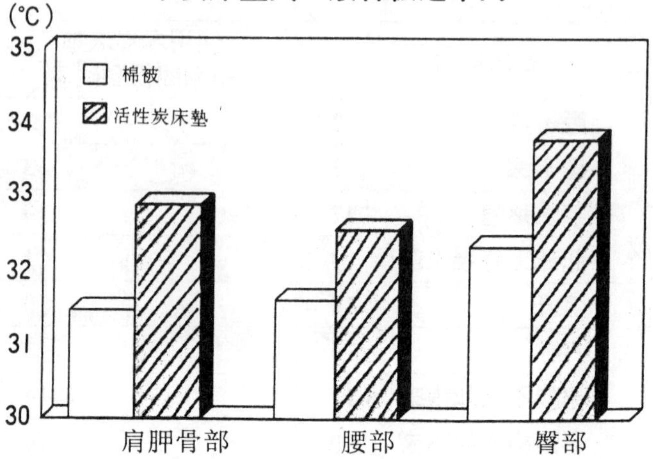

取自『高齡者問題』第10號

冷的極端狀態就是「死」，因此保溫的重要性不言自明，木炭所發出的遠紅外線，對於使人體溫度提升，很有效果。

再從東方醫學、食療法觀點來看，或從陰陽立場觀之，木炭是極富陽性能源的物質。

［註］：溫熱效果的調查結果

利用木炭墊子，可使「手腳冰冷」及「無法熟睡」症狀大幅改善。改善效果率達到九〇%。

4 木炭供給負電子

物質是如何形成的？

是原子。各位知道原子的構造嗎？電子在

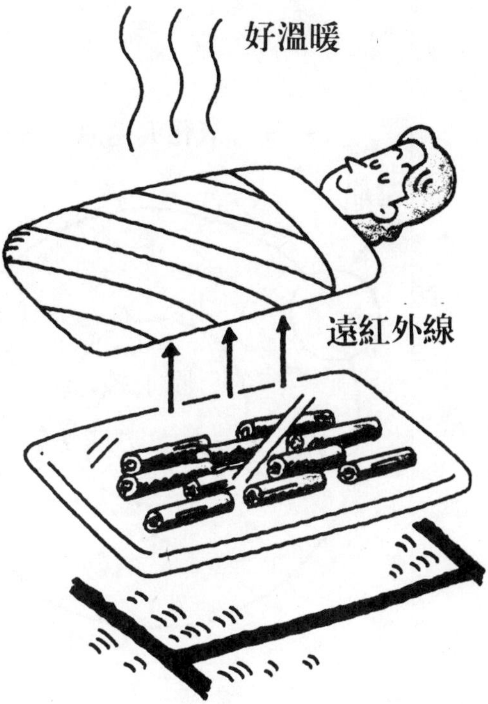

陽子與中子組成的原子核周圍繞行。

陽子是陽電氣，即正電子，相對的電子是陰電，也就是負電子。由於陽電與陰電保持平衡，所以原子得以保持中性。

◉發生氧化現象使人類也腐敗

發生某原因使電子離開時，原子就只帶陽電，這稱爲「氧化」。氧化是指物不新鮮、老了。

從醃漬物說明比較容易明白，如果不新鮮就會發酸，沒辦法吃。若是人類，這種「氧化」至極狀態就是『死』。

◉還原＝新陳代謝

人的身體日日「氧化」，會造成死亡，所以經常得「還原」。細胞老化的之後會更生，這種現象就稱爲新陳代謝。

新陳代謝如果遲鈍，則身體就只有一直腐壞。所以必須促進新陳代謝，保持細胞新鮮。平常供給負電子就是最佳方法，而木炭在這方面就是理想物質。

木炭是碳塊。碳當中含有許多活潑的負電子，不但如此，還能供給周圍電子。

換言之，碳「富有還原力」。光是這一點就可令人刮目相看了。

綜合而言，本炭具有促進新陳代謝，還老返童的效果。因此，在生活中活用木炭，可藉增進身體活性化而促進健康。

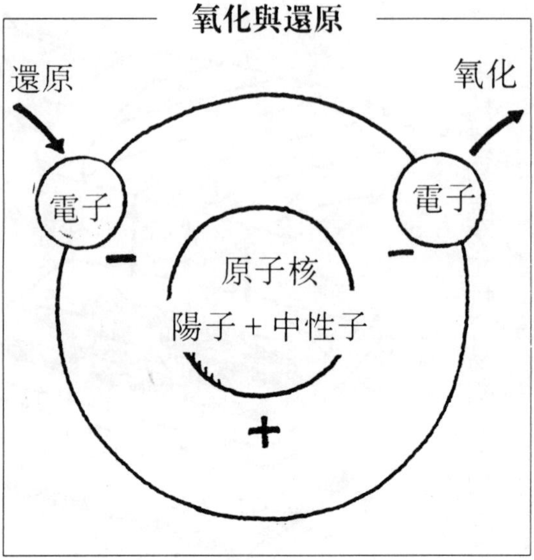

［註］：木炭促進新陳代謝

人體約七〇％是水（H_2O）。構成水的氫（H）脫離，則爲「氧化」。

注意飲食、增加抵抗力即可常保健康。

5 木炭令人矚目的電磁波遮蔽力

二十一世紀是個依賴電氣用品的時代，現代人想在現代社會中維持健康，還眞是不容易，因爲機械文明副產物會對人體造成影響。

◉電磁波的有害性

現在幾乎所有辦公室都自動化，文字處理機、電腦、傳眞機等機械類占據生活空間。這些機械放出的電磁波有害人體。美國就有人指控「妻子腦瘤死亡是行動電話造成的」。另外也有專家指出這恐怕是白內障的元凶。

不只行動電話，我們經常看見的電線，也會放出有害人體的電磁波，這是瑞典研究人員根據實際調查所得到的結論。

◉在家中也不可大意

家中家電製品充滿電磁波，例如螢光燈會放出四十～五十毫米高斯、微波爐會放出一百毫米高斯電磁波。最危險的還是與身體緊密結合的電器用品，如行動電話、電毯等。

美國已經將電磁波公害列爲社會問題之一，某位研究者更針對妊娠異常與電毯有關問題發表調查報告。

◉電磁波可利用木炭防止

這麼說，難道我們都不能用電器製品了嗎？

當然不至於這樣，但是應努力使用最小限度。螢光燈盡量改爲燈泡，電器用品旁也務必配置地線，讓多餘的電流往外流掉。這個時候，如果能同時放置木炭，那就太完美了。

木炭具有遮蔽有害電磁波的作用。

這種木炭作用在專門研究人員間備受矚目，尤其京都大學木質科學研究所的石原茂久教授，利用導電性佳的白炭研究出高導電性炭。

電磁波走開

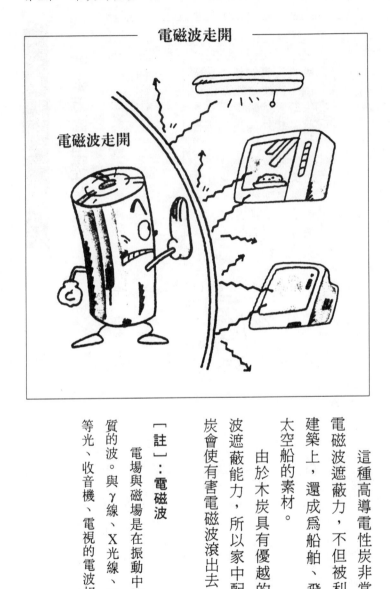

這種高導電性炭非常具有電磁波遮蔽力，不但被利用在建築上，還成為船舶、飛機、太空船的素材。

由於木炭具有優越的電磁波遮蔽能力，所以家中配置木炭會使有害電磁波滾出去。

〔註〕：電磁波

電場與磁場是在振動中傳遞物質的波。與γ線、X光線、紫外線等光、收音機、電視的電波相同。

木炭的作用　結論

在多方面活躍的木炭

一向被認爲「烹飪用品」的木炭，事實上具有多種作用。

①吸收有害物質，藉著微生物使之無毒化
②供給天然礦物質
③藉遠紅外線達到溫熱效果
④陽性能源的補給
⑤藉著負電防止氧化與促進新陳代謝
⑥遮蔽有毒電磁波
⑦消毒、除濕效果

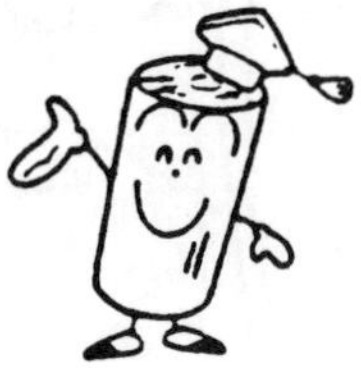

此處就將前述五項木炭作用做個總結。

當然並不是只有這些。民間療法有吃下生食造成腹瀉時，讓患者飲下木炭粉的流傳。

副作用當然沒有，而且很有效。也有人從醫療面著手研究木炭與土地磁場的關係，效果顯著。

總而言之，木炭活躍於多方面。

健康自然的生活！

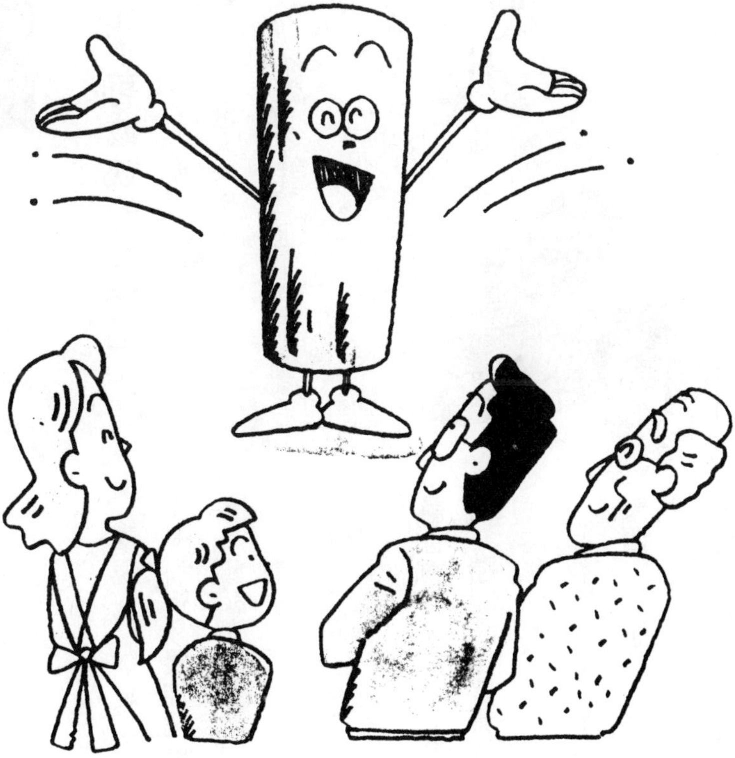

受期待的木炭效果

木炭是二十一世紀不可或缺的好伴侶

燒樹木形成的木炭，具有驚人作用。

藉著更深入的研究，也許會從科學面再發現許多新效用。

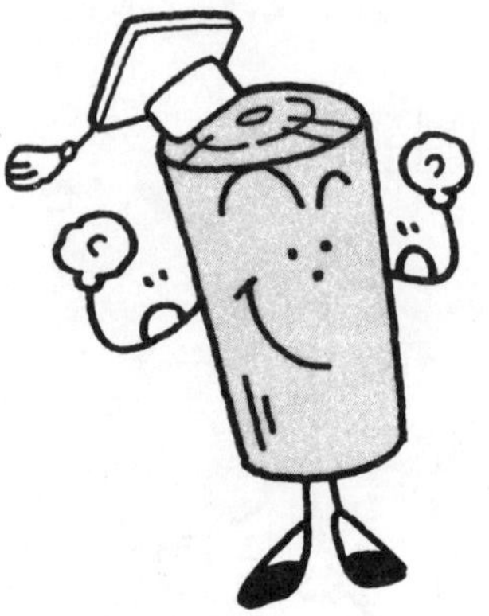

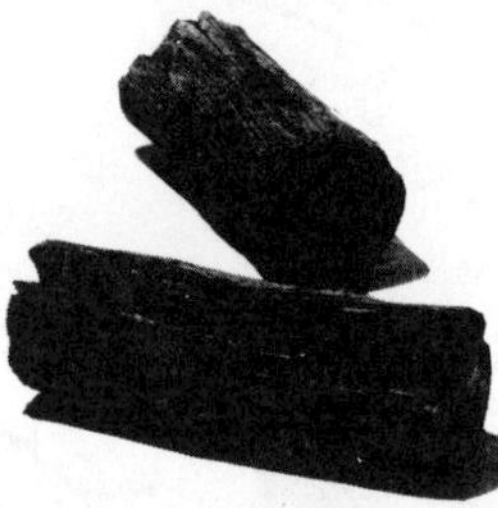

現在已經是二十一世紀了。科學發展神速，不但人體、環境都面臨大試鍊。

食品中所含的添加物、壓力、電磁波……。

但利用木炭，不但可以讓你享受最先進的現代生活，還能讓你擁有健康、自然的生活。

木炭就是這麼有力量的東西。

第 2 章

木炭與自然療法

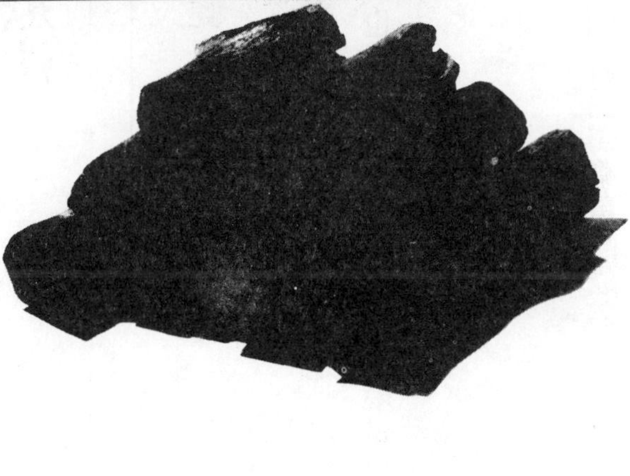

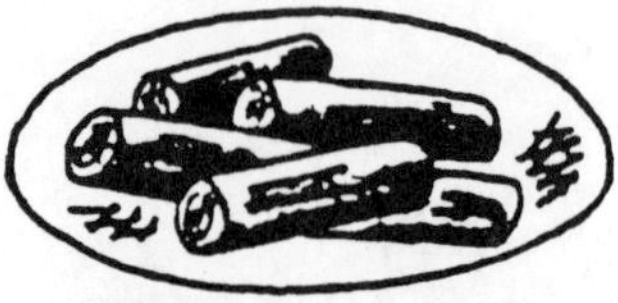

何謂自然療法

自然治癒力與健康度

木炭是最自然的材料，使用木炭的各種健康法，可說是「自然療法」。在提倡木炭的特性之餘，我們也提倡「自然療法」。什麼是自然療法呢？自然療法——。先就字義說明。

◉治療生病部分的對症療法

提到「治療」，大部分人會想到醫生、藥房的成藥。一般人一生病就想到「去看醫生、去買藥吃」，這絕不能說不對。

但「生病→治療」這只不過是一直重複的事，一點進步也沒有。去看醫生很好、去買

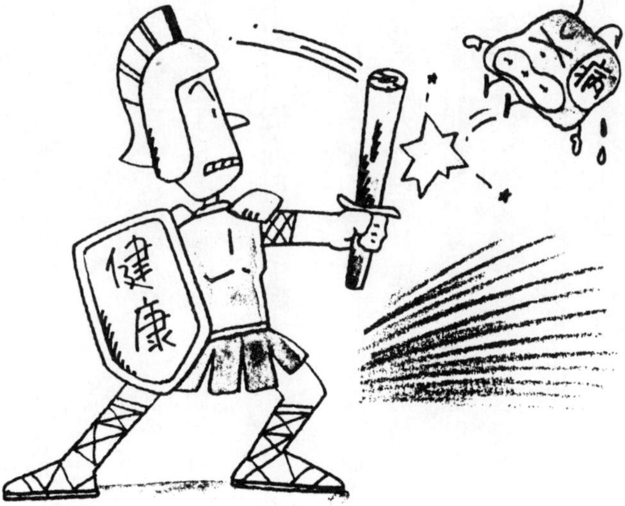

藥吃也沒錯，但這些都是以「對症療法」爲目的。

也可稱爲「局部療法」，也就是頭痛醫頭、腳痛醫腳。因此，即使暫時治癒，也很容易再發。

◉自然治癒力治療患者

被稱爲外科始祖的法國安布諾斯貝利（一五一〇～一五九〇），在『關於治癒力』這篇論文中，有以下這麼一句話。

「治癒就是我協助神治癒」。

換言之，「雖然自己是外科醫生，但只不過是協助治療而已，眞正主治大夫是『神』」。貝利認爲這個神就是患者本身所具備的力量，亦即自然治癒力。

受到同樣傷害，治癒力好的人不久即痊癒，治癒力差的人，痊癒速度慢，或造成死亡。

其不同就在於貝利所謂的『神』。

你身邊不也有這種人嗎?罹患感冒後立刻治癒的人，及不容易治癒的人。

◉木炭可提高自然治癒力

爲什麼治癒力會不一樣呢?當然就是個人的健康度不同。雖然有例外，但一般而言，健康度高的人，相對其自然治癒力高，健康度低的人，自然治癒力也低。這麼說起來，平時就經常訴說這裡不適、那裡不適的人，患感冒也比較不容易好。

總而言之，健康程度提升，自然治癒力即提升，強化自然治癒力首先應講求健康。

健康度提高，自然不容易罹患疾病，而且自然治癒力提高，不會產生副作用。木炭正是提升健康度最強而有力的武器。

自然療法三位一體的綜合療法

要提高自然治癒力，只有促進健康一途，那麼要如何提升自然治癒力呢？最重要的要素是——

①飲食療法
②漢方療法
③物理療法

這三種療法可藉活用「木炭」而提升效果。

綜合這三種療法的方式，我稱之爲「三位一體綜合療法」，不依靠化學藥品，完全以活用自然素材爲中心，也可稱爲「自然主義綜合療法」。

◉利用提升自然治癒力治療疾病

今天我們所使用的「自然療法」，就是以——提高自然治癒力來治療疾病——爲基本

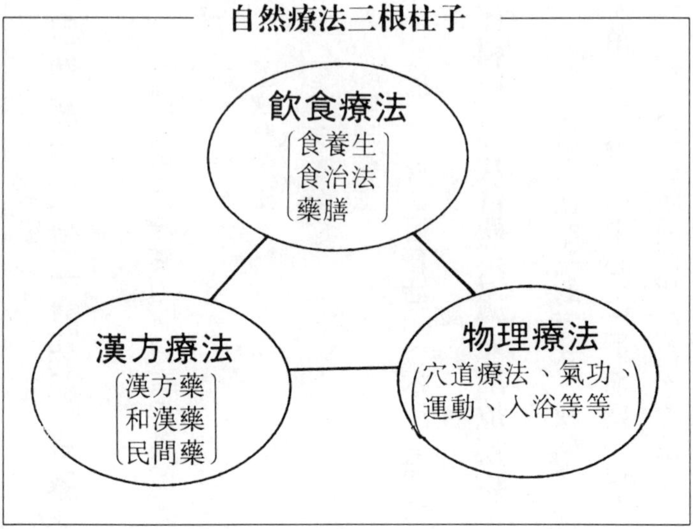

思考中心。

對於自然療法了解之後，也應該對相對的西洋醫學有些了解。

◉西洋醫學是對症治療

現代醫學的基礎是西洋醫學。西洋醫學重視基礎研究，採取人類身體與自然對立法，以病理學診斷各個臟器，加以治療。

說得坦白些，疾病不是身體造成的，而是局部產生的，針對局部名稱給予病名、實施治療，這就是現代醫學。

換句話說，肝臟發炎就是肝炎，投予治療肝炎的藥物。心臟有毛病就是心臟病，以心臟病這個病名爲基礎治療心臟。這種治療法對於病變部位能發揮很大效果，現在許多人因此而得救，其有效性難以計算。

◉對於西方醫學的疑問產生自然療法

然而，最近就連置身於醫學現場的人，都不禁質疑「這樣的醫學眞的好嗎？」不斷開發的醫療器具、反反覆覆的檢查，卻仍無法治療的慢性病、檢查仍找不出原因的自覺症狀……。許多醫生不禁對現代醫學的意義起了懷疑之心。

現代醫學是科學，爲什麼會發生這種事呢？科學重視客觀、資料，將人視爲一種『物』觀察。如果說是什麼剝奪了人類的自然治癒力，我想那就是將人視爲『物』的現代醫學思考。

人類均有自己治療自己的能力，使這種自然治癒力提升的就是自然療法。

［註］：自然療法三根柱子：

飲食療法＝以正確飮食、規律生活爲前提。

漢方療法＝以自然素材爲中心的漢方，使身體順暢。

物理療法＝刺激穴道，使體內能源流動順暢。

木炭的力量能提升自然治癒力

這麼說起來，如第一章所述，木炭所具有的不計其數自然力量，不會對身體產生什麼惡劣影響，可說是自然療法最佳材料。

尤其是木炭所具備的遠紅外線效果，可使人體溫熱。當身體溫熱時氣流通、促進血行、活動力泉湧而出。活動力提高，相對的氣力也提高。

◉寒冷是惡性循環的原因

木炭有轉化體質衰弱者的力量。

體力衰弱體質的人，體溫低、血行不順、缺乏氣力與活動力。其狀態的極點就是『死』。如果這種傾向強，可眞不是好事情。

日本人稱疾病為「病氣」，也就是「氣」生病了。使「氣」生病的原因有如後面會叙述的飲食錯誤所造成，因為流通於身體的「氣」停滯而造成疾病。

木炭正是自然療法的原點

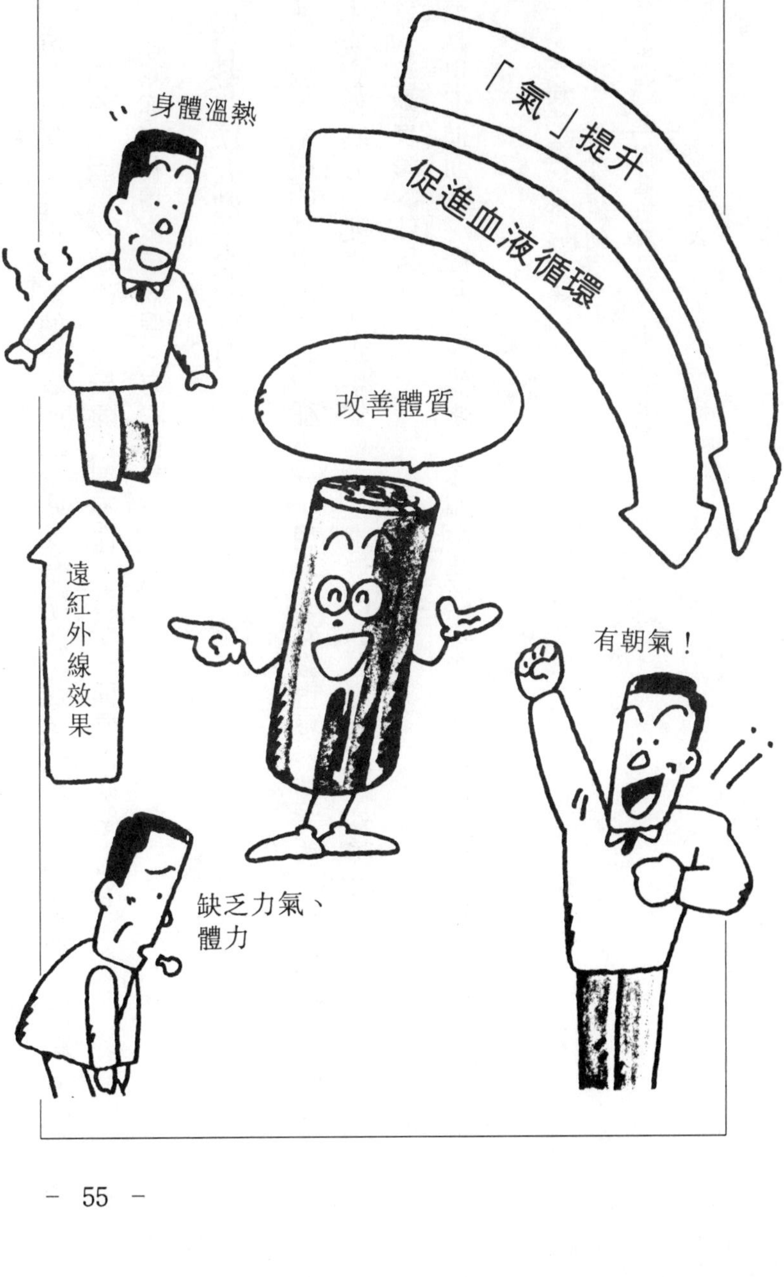
身體溫熱
「氣」提升
促進血液循環
改善體質
遠紅外線效果
有朝氣！
缺乏力氣、
體力

體溫低則氣流遲緩，就像「氣血」這個名詞所示，氣流遲緩則血流不順。因爲血流不順所以身體冷，因爲身體冷所以新陳代謝不佳，這是一種惡性循環。

這種狀態可利用木炭改善。方法有許多。

◉木炭具有使人健康的威力

使用放入木炭的熱水沐浴是一種方法，用木炭煮飯也是一種方法。當然，吃木炭也無妨。木炭會使水分子變小，使水柔軟。而且木炭所放射出的遠紅外線浸透，比市售沐浴劑更可達到溫熱身體的效果。

溫熱可促進血行、提升新陳代謝，亦即增進健康。木炭具有使人體健康的威力。

〔註〕：木炭的遠紅外線效果

身體溫熱→（氣的流動／促進血液循環／新陳代謝）→健康

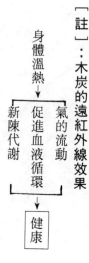

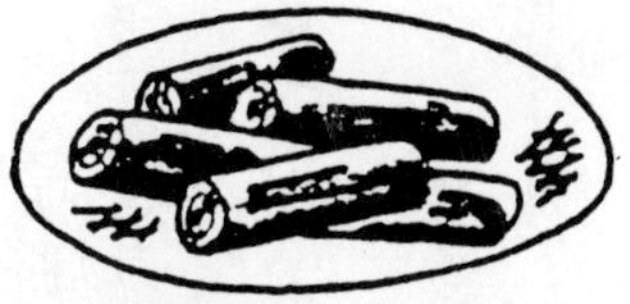

自然療法與飲食

體質改變的現代人必須改善飲食生活

一聽見漢方醫學，大部分人會立刻想到那是「中國的醫學」，的確漢方是源起於中國，但也有『日本漢方』，並非是完全承襲中國的醫術。

◉日本漢方是配合日本人的漢方

日本人與中國人的體質不同，居住場所、氣候、風土也不同，所以，從中國醫學基礎『黃帝內經』、『神農本草經』、『傷寒論』等書刊，衍生出適合日本人的醫術。時間大約在五世紀前後。

最近感嘆「漢方藥不太有效」的人增加了，爲什麼呢？大略是「因爲那是古老的醫學……」之類的意見。原來如此！但說漢方醫學（此處指中國醫術）是在發生同時當成一種學問成立，一點也不爲過，這就是一種醫學。

可是爲什麼現在沒效了呢？哦！原來是人類的體質改變了的緣故。

◉體質由食物造成

漢方醫學由陰陽虛實等判斷人類體質，依體質而配藥服用。而體質實際上是由食物造成的，五世紀時與現代飲食生活完全不同。

食品添加劑、速食品、砂糖、罐頭食品……。古時候根本沒有這些東西。

漢方醫學是在沒有這類食品時衍生出來的醫學，對於體質完全不同的現代人而言，利用昔日處方當然就沒效了。

◉改善飲食才能使漢方有效

想使漢方藥發揮效果，首先得從改善飲食著手，這時候，「飲食養生」、「食療法」就有必要了。

現代人的飲食生活變成這樣

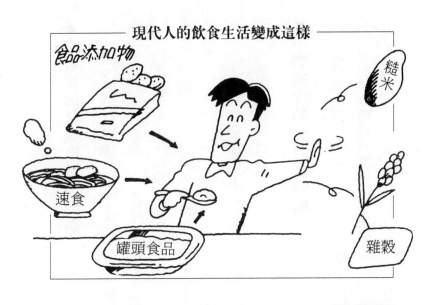

飲食生活混亂造成的疾病
要用食物治療

「眞正的醫生先以食物治療患者，行不通時才開始投予藥物。」

這是中國的古諺。這也是保持健康之道的不二法門。民以食爲天是先人的哲學。

◉許多慢性病是生活錯誤造成的

健康最重要的是飲食，不是藥物。一旦飲食生活混亂，則不論服用什麼漢方藥，都無法達到百分之百的既定效果。

現在人多爲慢性病所苦，這就是錯誤生活造成的典型「病」。

◉瘀血原因是攝取過多肉類

肉、蛋類攝取過多會使血液污濁，漢方醫學稱污濁的血爲「瘀血」。實際上，常吃肉的人血液較濁，血粘性較大。

因爲粘度大，所以膽固醇留在血管內，妨礙血液循環。由於血行不順，所以新陳代謝也不好。混濁的血液會使血液停滯、產生疼痛，肩膀僵硬就是最好的例子。就算不痛，也會突然死亡。

你身邊不是常有這種例子嗎?不停地吃肉、吃蛋，吃得臉色通紅、不知疲倦地工作的人，突然因爲腦中風而倒下。

◉手脚冰冷的原因是砂糖

砂糖所代表的『甜』會使身體產生冷作用。因此，喜歡吃甜食的人，會比較常訴說寒冷。冷會使身體感到緊綳、心情沈悶。

◉食物纖維不足是生理機能減退的原因

最近，年輕男性的精子數銳減、男性性機能減退，這是理所當然的。食物纖維是精液中的重要成分，但只吃精緻速食品的結果，導致製造精液原料的食物纖維補給不足。

◉飲食養生、治療疾病

因飲食生活造成的混亂，只能以飽食治療，因此就有「飲食養生」的想法。「飲食養生」是藉著食物使體質、生理機能維持最理想狀態。

如此一來，不但不用藥物照顧身體，就算生病，藥物也能發揮最大效果。

飲食生活混亂造成疾病

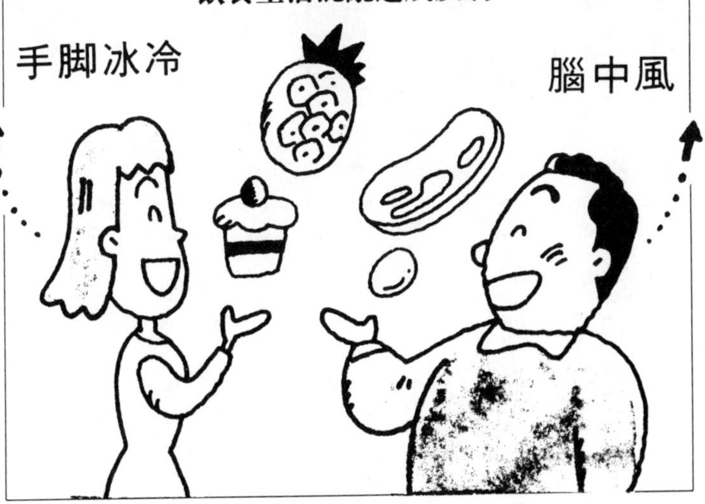

「正食」的想法

人藉進食以養身，但胡亂進食只會傷身。

◉正食是預防疾病的良策

「正確的飲食」最重要。此「正食」在飲食養生中占很大比重。我們人類每天都要進食，長期累積下來，「正食」的效果就很顯著了。換句話說，「正食不但是預防疾病最上策，同時是最有效果、經濟、合理的疾病治療法」。

怎麼樣的飲食生活最接近「正食」呢？請參照下表基本理論。

現在人的飲食生活，可以說以「攝取過剩」、「美食第一」爲特色。簡單而言，就是食太多、吃太好。

而其代價就是慢性病、低年齡化成人病、小孩過敏體質、癌症患者增加等等。現在最需要的是飲食均衡、適量，也就是恢復「安定」的飲食生活。

如果說現代人的飲食生活爲「病態」，則自然療法所提示的「正食」，就可以說是驅逐疾病、使肉體恢復健全狀態的自然治癒力。

正食五信條

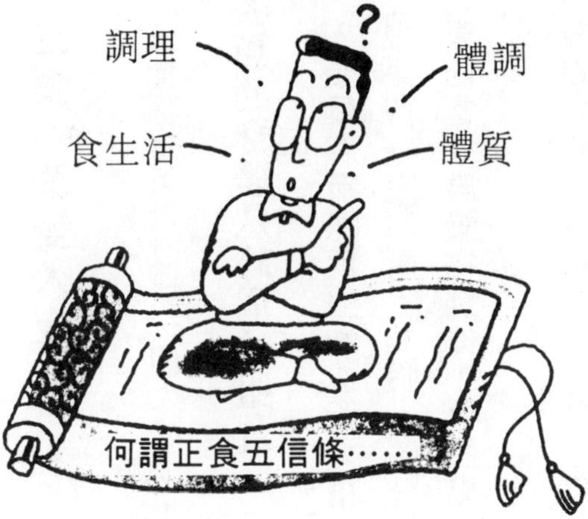

❶ 對於食物有正確知識，提升飲食生活。

❷ 了解選擇食用與自己體質、職業、生活環境相配合的食物。

❸ 以不失食物特性的方法調理。

❹ 將③的料理正確與身體融合，不造成內臟各器官的過重負擔。

❺ 使食物正常排泄的飲食生活、規律的日常生活

「正食」改變人生

正食絕對可以改變一個人。

◉人類的身體是碎屑的組合

人類具有新陳代謝的機能，藉此使身體保持一定均衡，並將一部分損壞的東西當成廢棄物排掉，再生出來新成分。

例如肝臟，細胞大約一個月替換一次，構成肌肉的蛋白質約四個月翻新一次。換言之，就是碎屑的組合，不是哪一天突然全部更新，而是經常

正食的基本理論

飲食指導指南	以現代營養學爲基礎的食品群分類及使用法。
陰陽理論	以陰陽五行思想（古代中國哲學思想）爲基礎的食物理論。 各種食物均有其陰陽位置，以良好的組合方式維持飲食生活均衡。
食性論	從東方醫學看各種食品所具有的性質之分類法。分爲溫性（具有使身體溫熱的作用）、平性或兩性、涼性（具有使身體寒冷的作用）。 最好夏季食涼性、冬季食溫性食品。
食養論	重視陰陽論，產生於日本的飲食生活論。 這是一八八七年石塚左玄所提出，根據日本人的體質體格、個性、風土、環境而訂立理論。

排泄、經常補充新品。

人類的身體經過這樣的過程，大約三年，整個毛髮、指甲全部更新，只有腦細胞例外。

每個遺傳子的基本設計、精神活動都是依肉體的變化而變化，而此肉體藉攝取食物成立。反過來說，不論多麼惡劣的遺傳因子，只要注意藉著飲食改變肉體，即可達到身心健康狀態。

◉正食治療H－LD病

H－LD病。身心健全、智能也不差，為什麼無法集中、粗暴行為的小孩漸漸增加？最初有人認為是性格造成，後來才知道腦細胞障礙。

這是食品添加物所造成的結果，為美國然間所發現。

有位內科醫生對於前來求診的蕁麻疹女患者，開立只有自然食品的飲食處方。事實上，這位女患者因H－LD病，早已經在精神科就診了，但內科醫師並不知道，只單純以治療蕁麻疹為目的，建議「只吃沒有添加物的食品」。沒想到，不但蕁麻疹治癒，連

HＬD病也好了。

為這位女性醫療HＬD病的精神科醫師非常驚訝，打電話詢問內科醫師治療方法，這是另外一回事，但後來她再服用添加物食品後，精神病又復發。

這就是飲食不但會造成疾病、治療疾病，甚至影響性格的最佳例子。

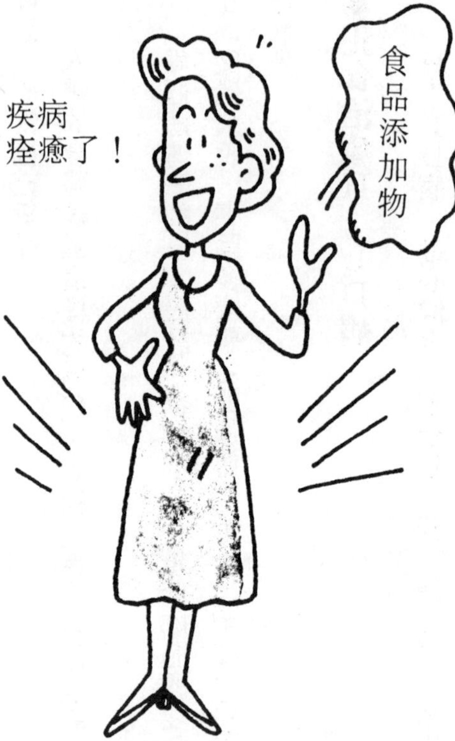

［註］：現代人的飲食生活

以速食品、食品添加物等取代糙米和雜糧五穀類的現代人飲食生活，肉、魚攝取量也比以前多了很多。

［註］：瘀血

血液循環不良，停滯狀態。一旦有瘀血，則出現頭痛、肩膀僵硬、手腳冰冷等症狀。

提高木炭效果的「菰」（茭白）

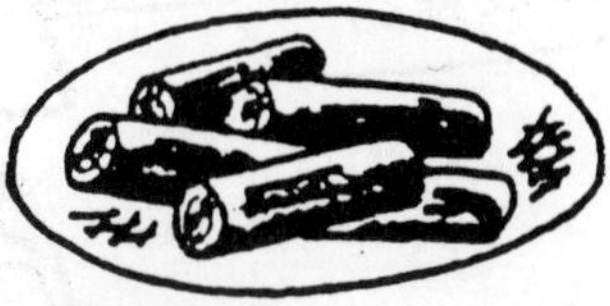

重要的陰陽平衡

以陰陽理論來看先前表示的「正食」，其健康狀態就是陰陽、五行均衡狀態。

陰性狀態的極端表現就是『死』，但如果只有陽性狀態也不好。人本來就是陰陽具備的個體，任何一方「過猶不及」。

◉陽性過剩為躁鬱狀態

有位男性購入鼈與蝮蛇每日飲用，鼈與蝮蛇均爲陽性食品，除此之外，也吃了不少魚、肉、蛋類食品，使自己身體盡量接近陽性。

結果血液循環旺盛、力氣充沛、幹勁不斷湧現，集中力提升，即使長期工作也不感覺

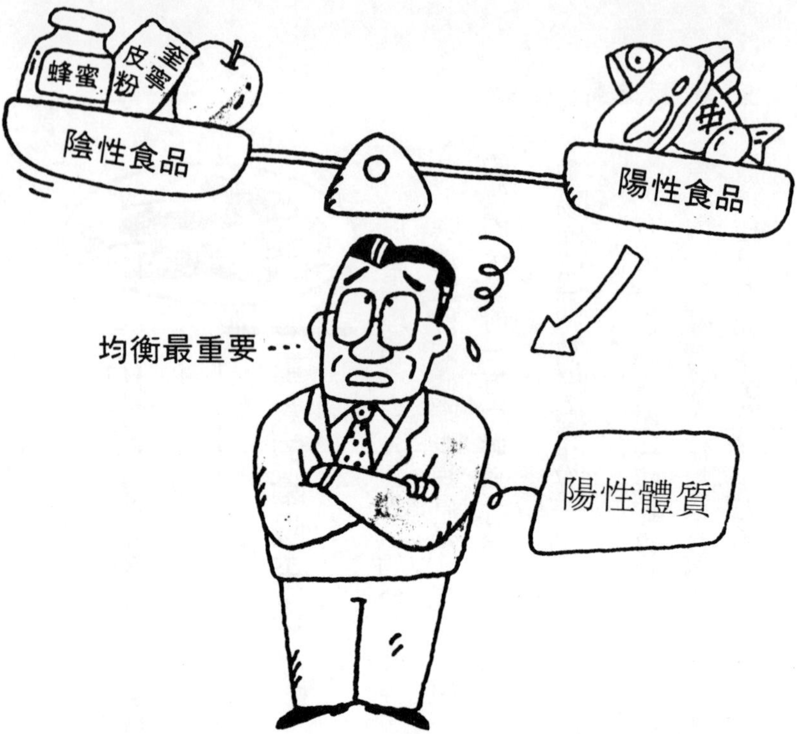
蜂蜜
奎寧皮粉
陰性食品
陽性食品
均衡最重要…
陽性體質

疲勞。

但反之，卻有慢性躁鬱狀態。經常頭痛，本來溫厚的人也往往爲一些小事而焦躁，由於總是熱血沸騰，所以也睡得不太好。

本人則因爲「總是感到熱血在腦袋中翻騰，怎麼也下不來」，所以，暫停服用鼈與蝮蛇粉，並減少動物性蛋白質攝取量，轉而多攝取蜂蜜、奎寧精、水果等陰性食品，才恢復原狀。

◉菰最有利於陰陽平衡

男性本來就是陽性體質，陽性體質再多量攝取陽性食品，就會導致陽性過剩。

因爲體質爲陰性而超量攝取陽性食品，也會像這位男子一樣，呈現不均衡狀態，最重要的還是陰性、陽性食品均衡攝取。

蔬果類比肉類屬於陰性，但牛蒡、蘿蔔等根莖類、寒地或冬季生長的食品均爲陽性。此外用火烹飪也可使陰性食品陽性化。

簡單方便的健康食品，熱量低、效果超群的就是自然療法所推薦的菰。

菰是什麼？

菰屬於稻科植物，與日本人關係密切。

可見於河川、沼澤等地，但最近因爲河川工程、水質污染而減少了。

◉菰的特徵

菰具有強韌的生命力、旺盛的繁殖力。稻科植物生命力強，其中又以菰居冠軍之位，可謂野草除不盡、春風吹又生。

菰生於水際，但與同樣是稻科的葦不同，它是生長在深水處，夏季可達二公尺以上。依種類不同，也有莖端開圓錐狀花朵、結實者。

此果實可供實用，在米尚未普及以前，就是以此「菰米」爲食，江戶時代飢饉時，據說往往煎菰米餅當成主食。

◉美國及中國也利用來進食

日本植物學者渡邊康男先生就做了以下說明：

「日本地區分佈於北海道至沖繩，此種類在東南亞可自由生長。世界已知有包含此種類在內的三種菰，北美有二種，美國一般稱爲『時米』，爲原住民的食物材料。」

不知是否由於健康食品漸成潮流，這個『時米』最近很常見，往往以「wild rice」爲名，使用在鴨料理或湯中。

中國視菰的莖爲貴重之物，此菰的幼莖有黑穗菌寄生，所以粗而軟，適合食用。

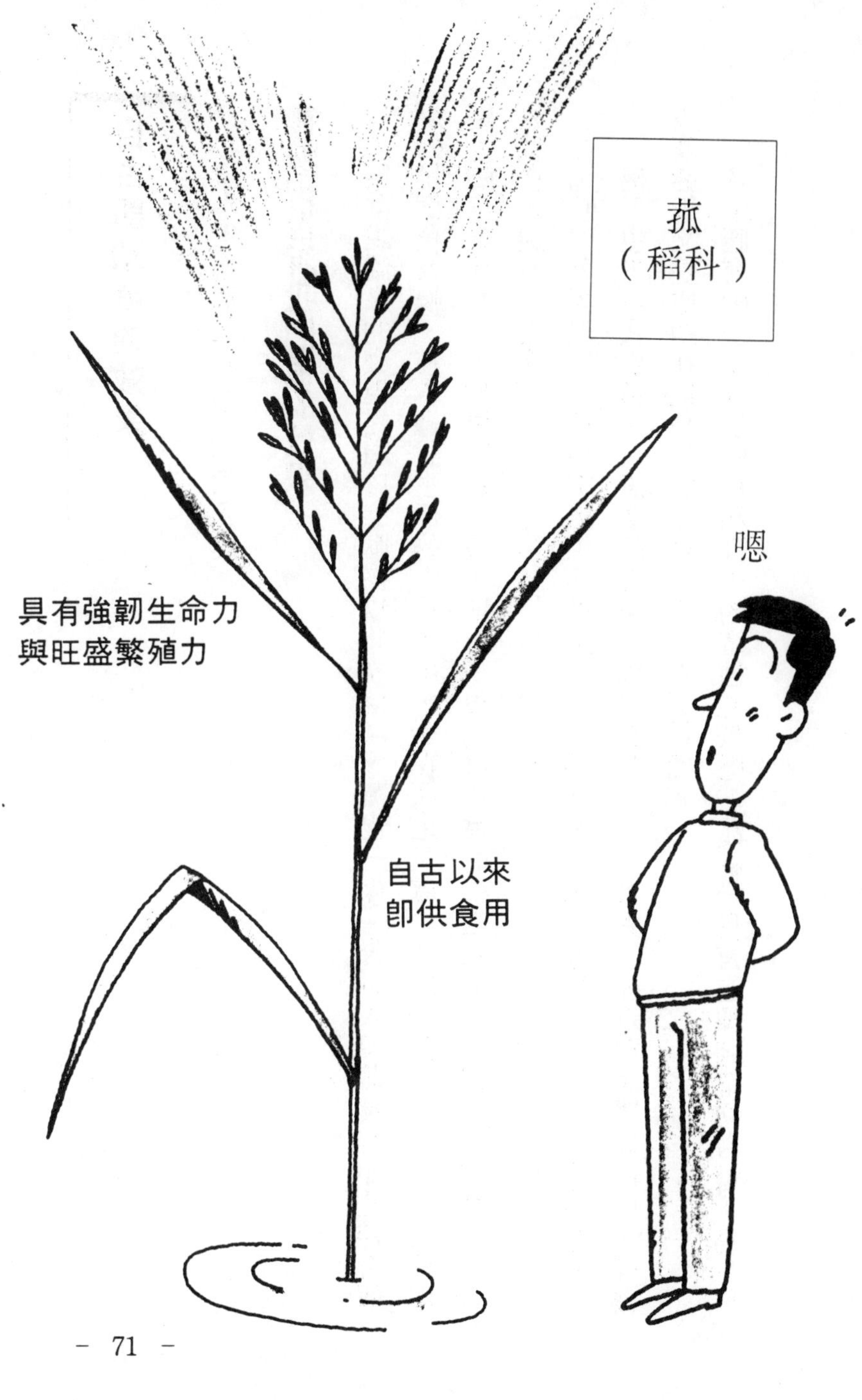
菰
（稻科）
嗯
具有強韌生命力
與旺盛繁殖力
自古以來
即供食用

自古即知菰的效果

日本人與菰的關係密切而深遠。

◉動物告訴我們菰的效果

經常說溫泉的發現是由於「動物以此療傷」，菰也一樣。告訴人類菰具有如此神奇效果的是鯽魚及鴨。在水邊討生活的人都知道，「在菰生長處生活的鯽魚特別大」，在產卵期，鯽魚一起產卵，如果有菰生長的地方，魚兒就在菰的根處產卵，在沒有菰的地方，魚兒就在普通水草邊產卵。

比較稚魚發現，在菰根處出生的稚魚，比在其他場所出生的稚魚大，而且較富朝氣。

鴨子也告訴我們菰不可思議的力量。鴨子在受傷時吃菰葉，並以菰葉覆蓋傷口，等傷口痊癒後又是雄糾糾氣昂昂的光景，不少人都見過。

各位腦海中一定浮現鯽魚和鴨子的這種光景吧！菰就是具有這種神奇的力量。鳥、魚如此，人類應該也能如此吧！

民間流傳一種療法——將菰葉磨成粉後使之乾燥，然後覆蓋在傷口或服用。

◉古書中記載菰的效果

例如『古事類苑』中有記錄，將有黑穗菌寄生的菰，當成發毛劑使用。『本草綱目』中也記載將菰的根部利用來當利尿劑使用，此外也詳加記載解酒、利胃腸、止渴等效果。

另外，一八九一年出刊的『和漢藥考』（小泉榮次著）一書中，記叙菰的效果如下：

「根無毒。具止小便利、解酒、消食、止渴、利胃腸等效能，對於胃腸病、喉嚨乾渴、胸口難過、火傷、中毒、宿醉等症狀成效卓越。實際稱爲『菰米』，具有止渴、解熱、調胃腸的作用。莖養齒、解渴。」

東北地方至茨城縣流傳，「用菰草做餅乾，不容易發霉」，即使現在仍常用，或在盂蘭盆節時，爲了防止供品腐壞，所以在佛壇桌上舖菰草編成的蓆子，然後再擺上供品。

雖然和健康沒有直接關係，但從前的人已經知道菰的效用了。

找不出說明菰沒有效果的記錄，菰可說被民間視爲至寶。

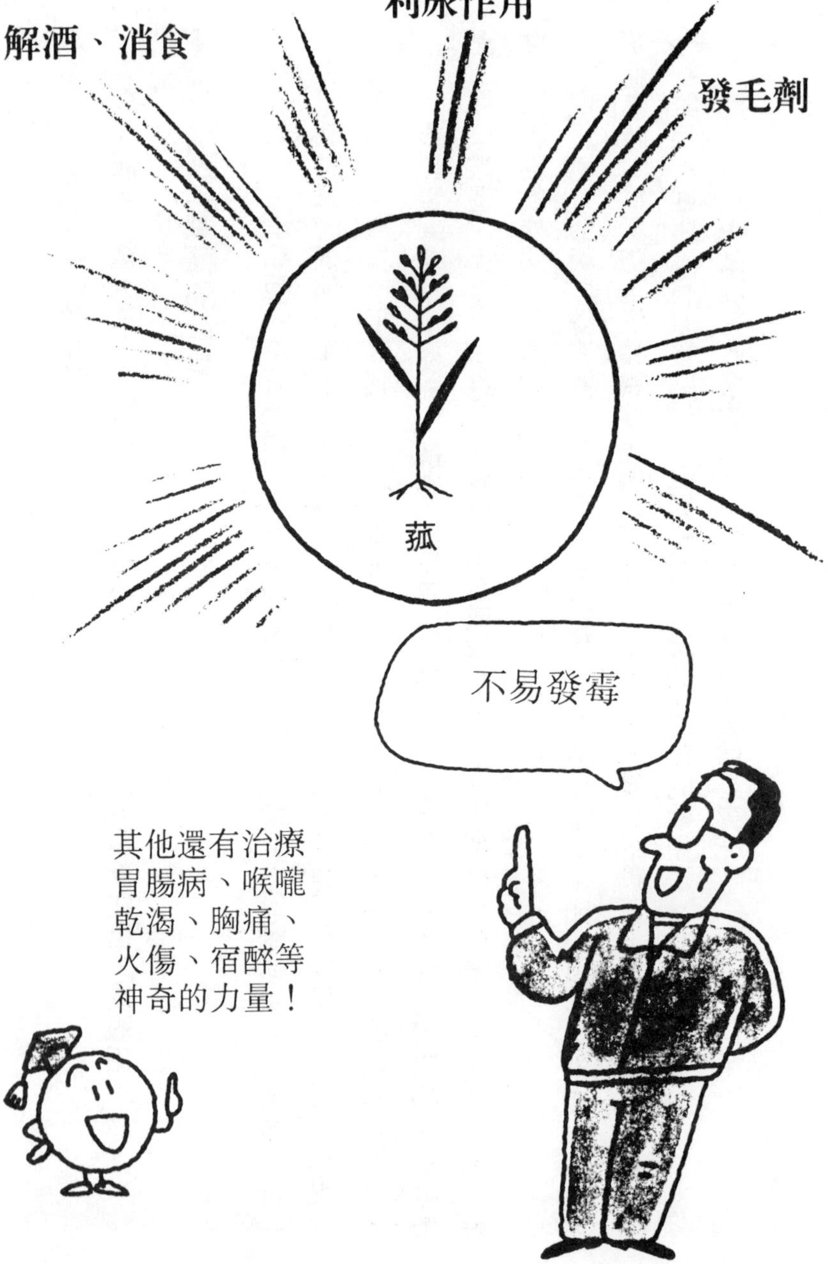
解酒、消食
利尿作用
發毛劑
菰
不易發霉
其他還有治療胃腸病、喉嚨乾渴、胸痛、火傷、宿醉等神奇的力量！

菰中所含的營養素

菰中含有維他命B_1、B_2、B_6、B_{12}、菸酸、葉酸、泛酸、鈉、鉀、鈣、磷、鐵、鋅、鎂等營養。

不論哪一種營養素都是人體發育所必需，其中又以鋅最受矚目。

◉鋅的重要性

提到鋅，也許許多人會想到蓋屋頂的原料，其實這是一種微量元素，人體中含有二～二・五克。多存在於肝臟、前列腺、腎臟、毛髮、精囊等代謝功能旺盛的細胞當中。

鋅是近來備受矚目的營養素之一，鋅不足是引起食道癌的遠因。如果孕婦鋅不足，則生下來的小孩抵抗力弱。另外也有不少學者專家指出，充分攝取鋅可防癌。

◉對人體有益的菰

鋅之外，豐富的維他命B群也不容忽視，茲將其作用簡單列記於左表。從表中得知，亞鉛與維他命群與身體代謝機能有密切關係。

如果這二者營養不足，會造成新陳代謝機能減退。身體代謝機能減退，則毒素、廢物會堆積在體內。

美國建議國民每天不但要攝取充足維他命群，也要攝取足夠鋅，「每日至少十五毫克」，這兩項專司代謝的營養素很重要。

而維他命群、鋅含量極高的菰，對人體的有益程度自不待言。

◉維他命 B 群的主要作用

維他命 B_1	關於碳水化合物的消化、燃燒。調整消化液之分泌、消化管的緊張、增進食慾、促進神經作用。這對多食醣類的國人而言很重要。
維他命 B_2	促進發育，增進糖質、蛋白質代謝。缺乏維他命會引起口腔炎、唇發炎等與皮膚黏膜有關係的疾病。
維他命 B_6	與蛋白質代謝有重要關係。維他命 B_6不足會造成皮膚障礙，爲過敏性疾病重要原因。
維他命 B_{12}	與蛋白質代謝及紅血球成熟有關。不足會造成惡性貧血。

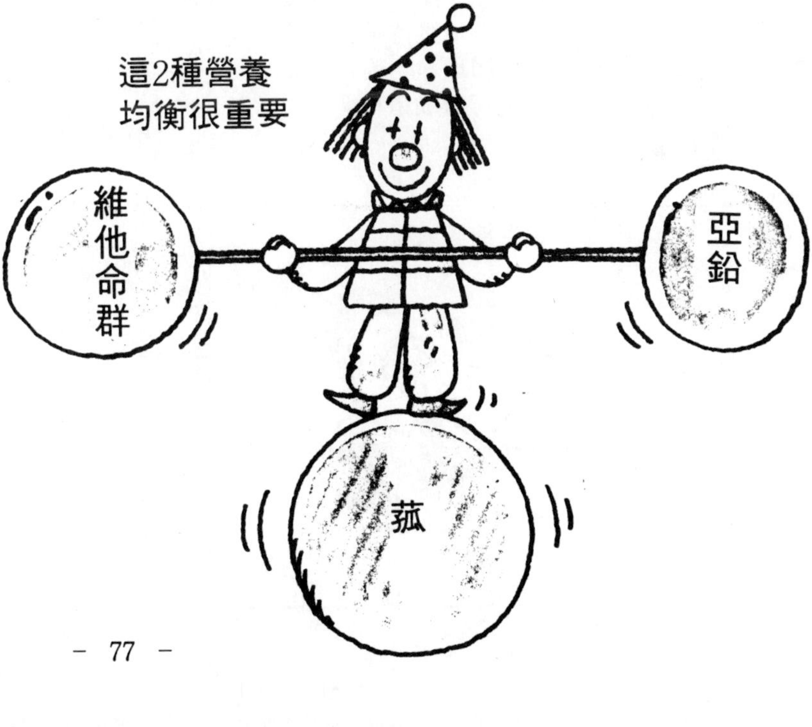

菰粉的作用

以角田幸吉醫學博士（弘前大學醫學部名譽教授）爲首的許多研究者，均著書發表關於菰的藥理效果之研究論文。

①調整血液循環

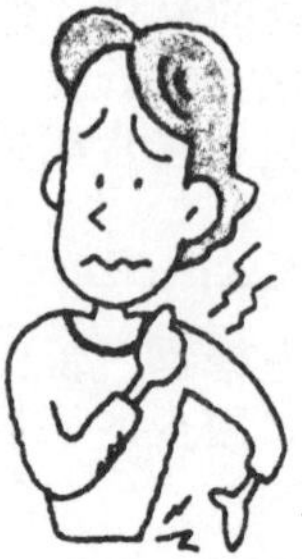

使血管活動活性化，促進營養吸收及廢物排泄。分解酸性化血液，使血液維持弱鹼性。不僅心臟病、高血壓，連肩膀僵硬、腰痛也能得到紓解。

左項列舉的並非一種一種效果，綜合運用才會使效果更顯著。

②安定生態機能

促進腸內細菌活性化、强化細胞活動、促進消化、增强對病原菌的抵抗力、排除體內異物等成效顯著，並可使體內環境維持平衡。整個身體環境均衡正常化，也可造成精神安定。

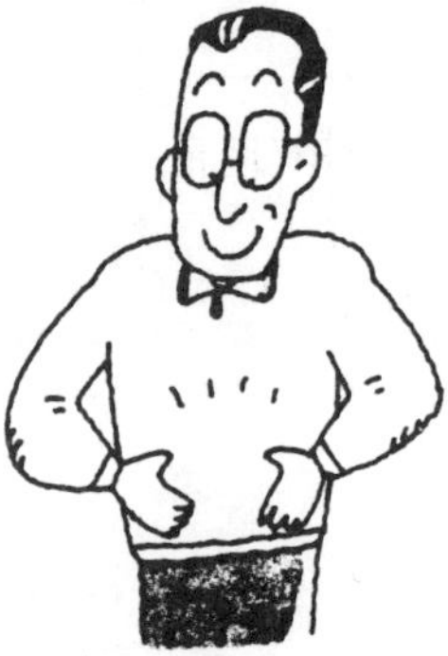

菰不是醫藥品，市售的植物性醱酵食品「菰粉末」即是。

③血糖值減低

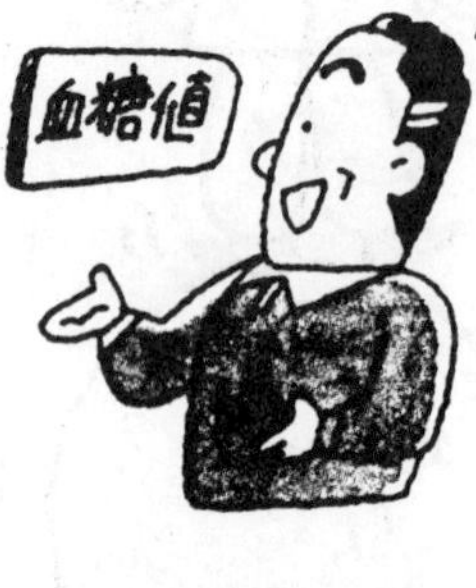

促進副腎皮質荷爾蒙代謝機能亢進，使血糖值降低。

④使白血球、淋巴球活動亢進

治療損傷、擊退病菌的白血球，可因菰而促進其作用，也可使淋巴球活動活性化。

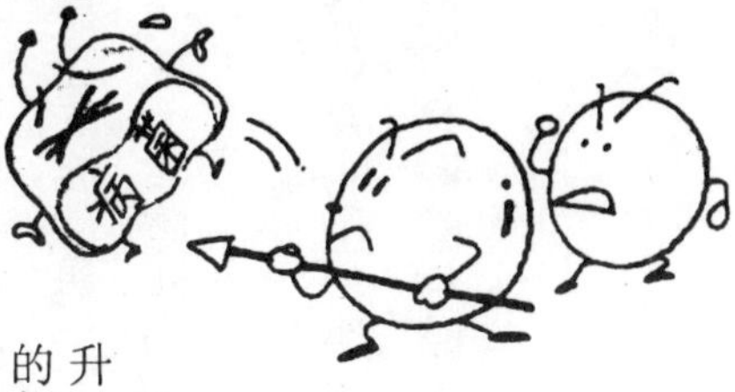

⑤內分泌機能的亢進

使各臟器機能活性化。

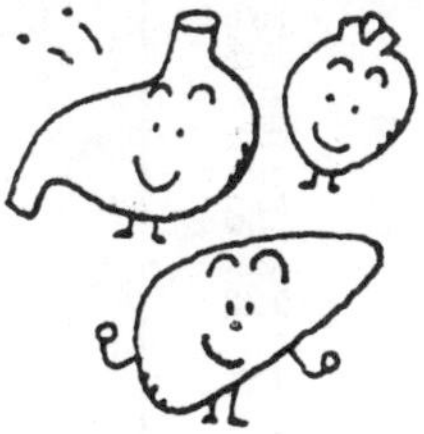

⑥強化免疫力

專門用語爲「補體價提升」。在動物實驗中，投予菰的個體數值爲88（普通在30～35左右）。

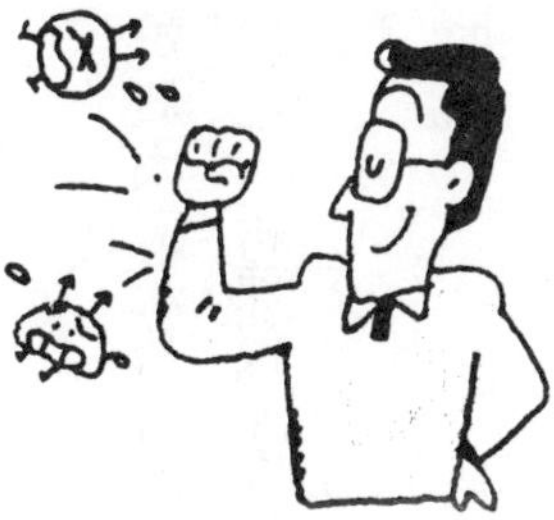

⑦細胞的再生與機能恢復的亢進

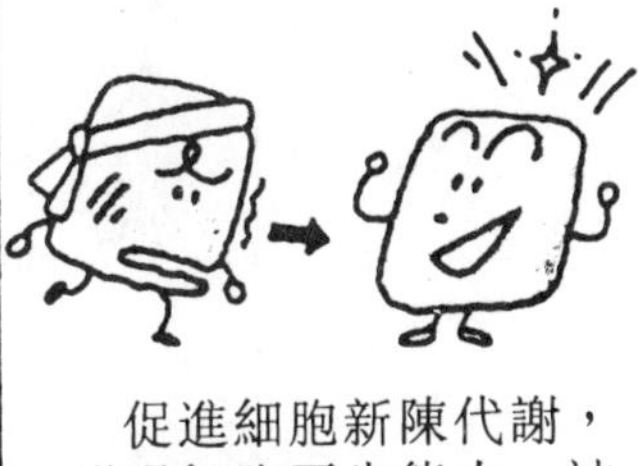

促進細胞新陳代謝，增強細胞再生能力。被火燙傷時，可用濕布貼損傷部位，幾乎可恢復得不留痕跡。

⑧抑制病菌活動與鎮痛作用

對於預防感冒有很大的效果，另外也有鎮痛作用，可緩和神經痛、關節風濕痛等。

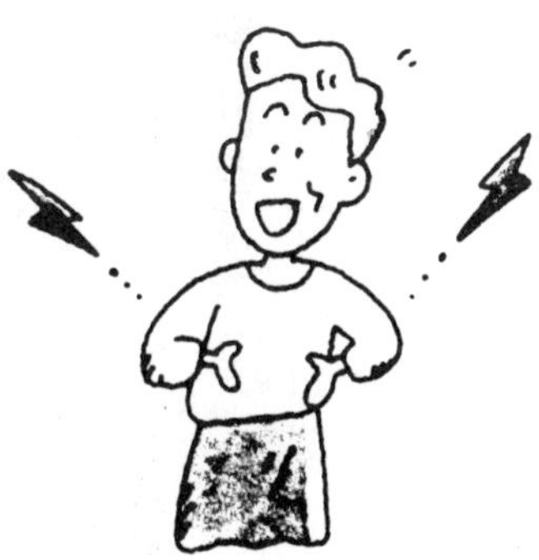

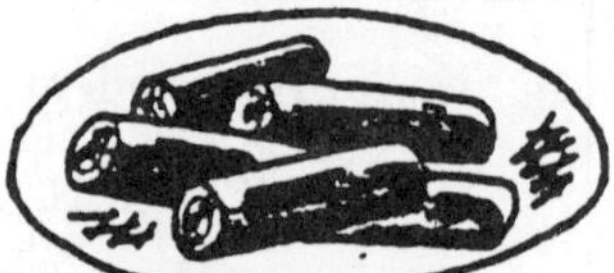

使自然治癒力提升的菰與木炭

木炭與菰使身體呈弱鹼性

木炭與菰有幾項共通點。

其中之一是無副作用，另外使身體保持弱鹼性的共通點尤其重要。健康身體的條件是「不偏陰陽的中庸」，這在生理學上而言是「不偏酸性、鹼性，而是弱鹼性」。人類體液中的氫離子濃度（ＰＨ）是極弱鹼性，這種狀態是維持健康的必須條件。

人體最重要的是新陳代謝。新陳代謝是藉著體液、血液而活動，而體液、血液最容易活動的狀態就是弱鹼性時。總而言之，新陳代謝在身體呈弱鹼性時最活潑。

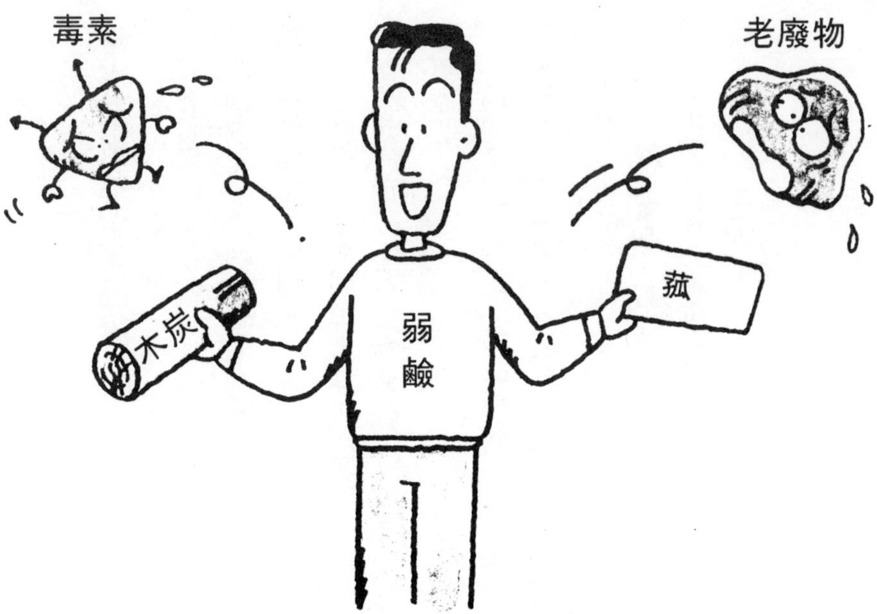

新陳代謝活性化時，營養、氧會活動至身體各個角落，充分被身體吸收。藉著吸收使細胞活動旺盛，順利排出不需要的廢物、毒素等。

這麼一來就不怕疾病了。由於身體抵抗力、治癒力高，所以不易罹患疾病，即使罹患疾病也可藉由自然治癒力擊退。

木炭與菰併用製造中庸體質

現代人整體上有酸性化的傾向，這是因爲飲食生活歐美化的緣故，亦即動物性蛋白質攝取過多。

◉木炭與菰帶來健康

在習慣歐美化飲食之際，要突然改變大概很困難，也就是要努力減少動物性食物。但要變爲完全素食主義者，就牽涉到意志問題、身體問題，能夠完全適應的人並不多。

這時候，木炭與菰就很有用了。

木炭與菰具有使身體變成弱鹼性的力量，而且兩者合用的話，可造成不偏陰陽的中性體質。

換句話說，就是「陰陽學的中庸、生理學的弱鹼性體質」，這也可說是木炭與菰的特徵。此二物質併用，可使身體趨於健康狀態。

［註］：酸性食品、鹼性食品

以食後使身體呈酸性或鹼性區別，與食品的酸味無關。

第 3 章

利用飲食與木炭浴擊退病魔

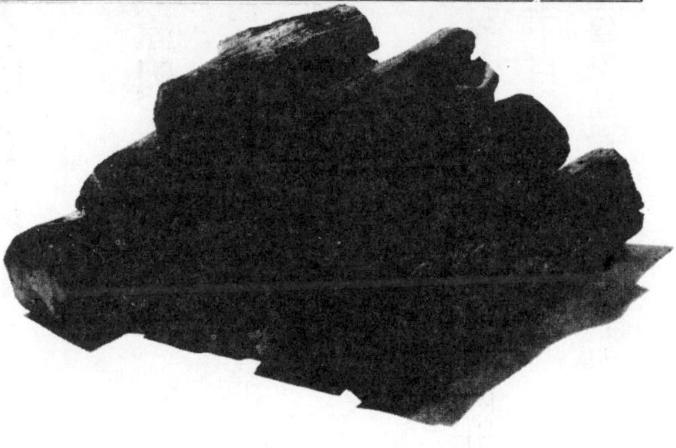

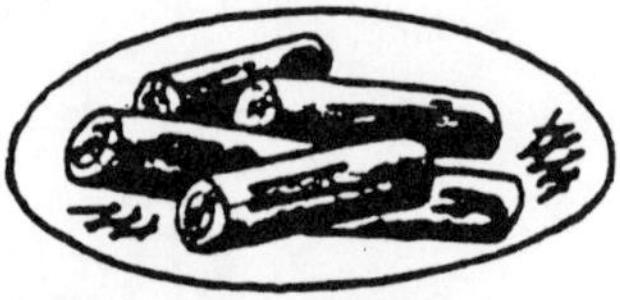

侵蝕現代人的食源病

使自然歪斜的原因

我們周邊許多食物會引起疾病，我將之稱爲「食源病」，這是現代過於重視科學萬能，忽略了自然偉大的力量所致。

◉不當食品

例如，即使生產蔬菜，爲了講究大量生產、品質，便使用農藥，從大量生產、防害蟲立場使用農藥，但對人類而言卻是不自然的方法。

結果如何呢？在化學肥料、化學藥品過剩使用的狀況下，生產對人體不良的蔬菜，吃了太多這種蔬菜，就會生食源病。

我們人類在自然界中生存，做了這種不自然的行爲，當然應該受處罰，而這項處罰，有時候甚至會奪去寶貴的生命。

溫室蔬菜如此，養殖技術的進步，魚類、配合產地及季節而生產的食物也是如此，這與我提倡的自然飲食相去甚遠。不正常的食品當然會對人體造成不良影響。

姿態、型態不良沒關係、小一點也沒關係，自然發育生長的食品才眞正充滿智慧。

即使稱爲自然食品，但現代已經無法吃到完整的自然食品了。因此，我所提倡的是現代自然飲食，亦即盡量在可能範圍內吃自然食品。

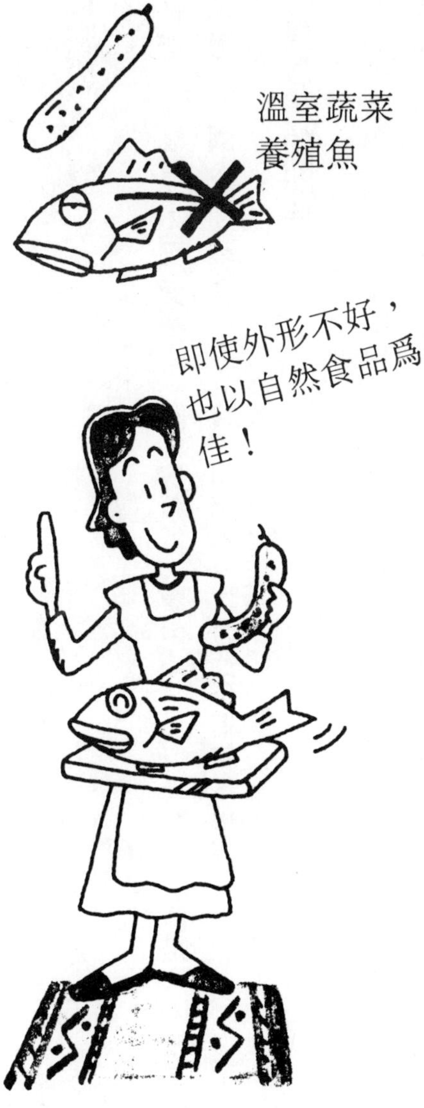
溫室蔬菜
養殖魚
即使外形不好，
也以自然食品爲
佳！

飲食錯誤致病

為什麼人會感冒?因為受寒……因為病菌侵入體內……。但受寒、病菌是人人相同的條件,那麼,全國人都該感冒了!其時那與個人抵抗力及正確飲食相關。

◉食物與疾病的關係

在寒冷的冬天,應該盡量吃使身體溫熱的食物,也就是陽性食物,自然療法也是這種想法。蔬菜整體而言是陰性食物,但可經由鍋子煮、炒而轉換為陽性。

蔬菜可以如此轉換,但許多人仍吃水果、甜點等陰性食品。水果有溫性與涼性之分,不可一概而論;但砂糖就一定會使身體變涼了。寒冷會使新陳代謝遲鈍、身體虛弱,而且是從身體中心冷起,如此一來,抵抗力、免疫力也不可能存在。

應該吃陰性食物時卻吃陽性食物、應該吃陽性食物時卻吃陰性食物,或者攝取過量,以及食物種類、份量、季節、周圍狀況配合不良時,這些外界要因就會使人體產生疾病。

你是不是吃錯了？

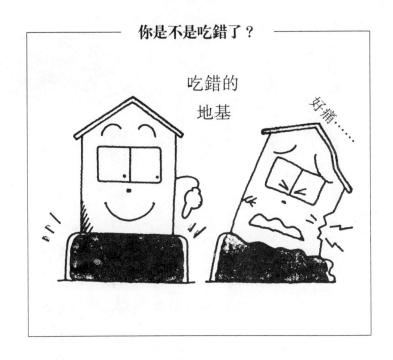

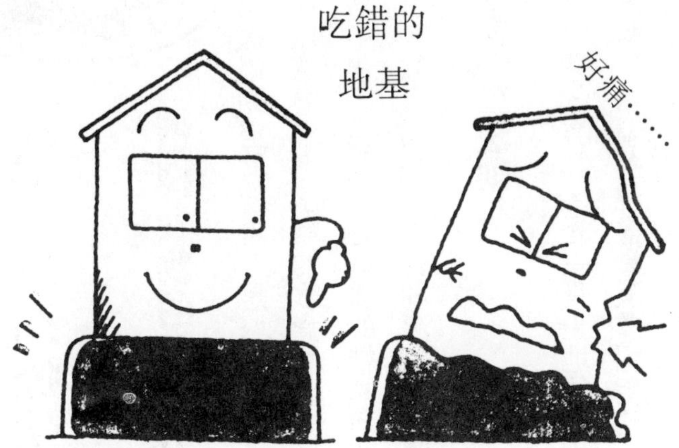

◉疾病就像土地上的建築物

「疾病是土地上的建築物」，難道不是嗎？如果建在損壞的地基上，就成了病態建築物。

此建築物依地基形狀而變。

如果在糖分攝取過多的地基上，就會蓋出適應此的建築物（疾病），盛夏肉類攝取過度，也會因此而生出相應之病。

糖分攝取過多、水果攝取過多、季節、周圍狀態、自己的體質等都是形成地基的基礎，在什麼土地上就會蓋出什麼樣的建築物（疾病）。

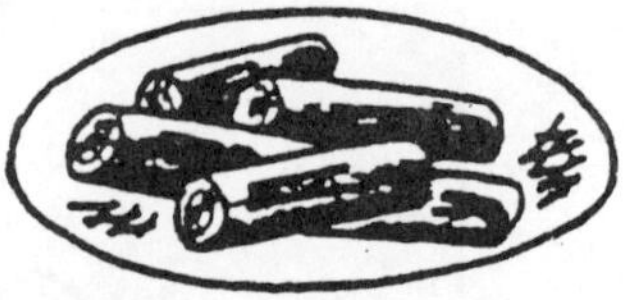

何謂自然療法提倡的健康飲食生活

選擇食物的基本方法

我所提倡的自然飲食，是以中國二千年前就開始研究的「醫食同源」、「藥食同源」爲基礎。以這種思考出發的飲食生活，是經過人體實驗累積而成的經驗，即使無法以現代科學立證，也因爲是智慧經驗的結晶而值得信賴。

那麼，醫食同源、藥食同源的食品選擇方法，又是什麼呢？

①「身土不二法則」

適合身體的食物，是生長土地的產物。像食料品大量依賴輸入品的現代，要遵守此法則非常困難，希望各位盡量選擇國產品。

另外，完全失去四季季節感的食物，也與此法則不符。

身土不二法則

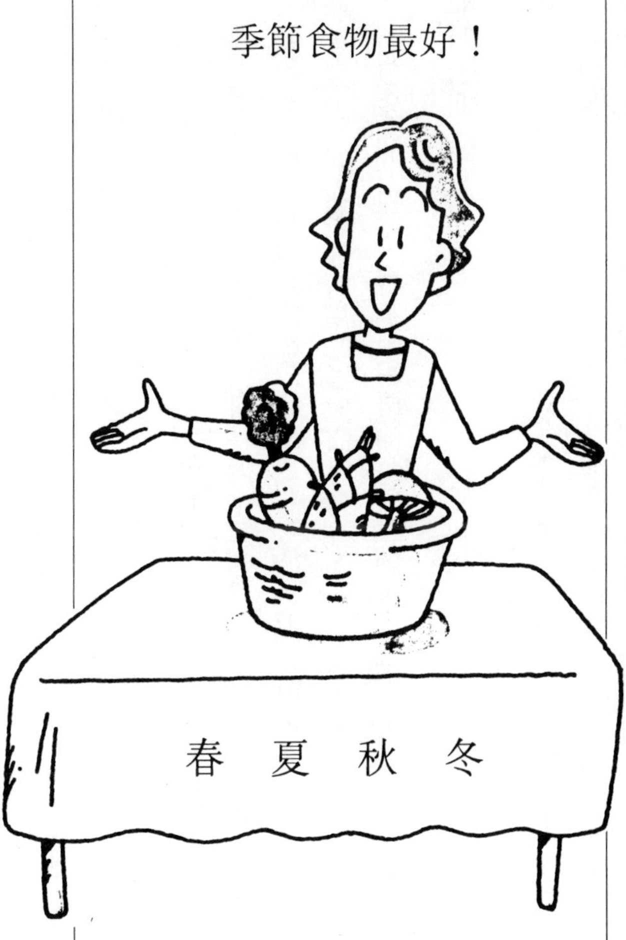

並非指室內栽培等失去季節感的蔬果，而是自古以來隨著自然季節移轉變化而收穫的食物，最適合我們的身體，這就是健康飲食生活的基本。

遵循身土不二法則，攝取配合季節的食物，是最佳飲食狀態。

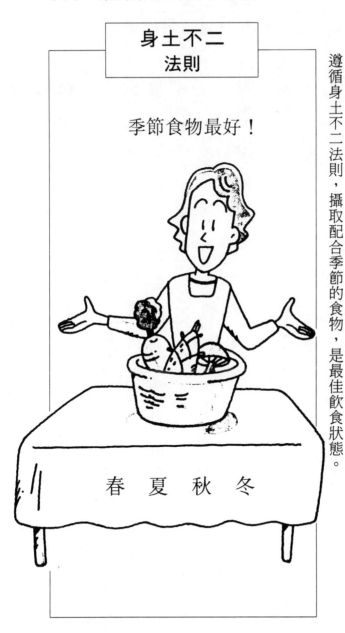

②「一物全體法則」

食物可吃的部分，全部都吃的意思。例如紅蘿蔔，連葉子都可以吃，去皮則去除營養成分，很可惜。小魚全部可食，大魚也一樣，頭、骨可拿來煮湯，以進食全體爲法則。

從這層意義來看，像鮪魚只吃肉部分的生魚片吃法，並不恰當。

只吃精米也吃不到對人體最有用的維他命等營養。一物全體是非常合理的想法，全部攝取才能達到營養均衡的目的，根本不用再補充營養劑。

③「陰陽補瀉法則」

就是依各人體質、季節、進食時間（早、午、晚）等，選擇陰陽均衡的食物食用。

不但宇宙萬物能分爲「陰與陽」，近世被稱爲食品營養之祖的石塚左玄也說：「食物能使人大、使人小，也能使人胖、使人瘦。健康與病弱均由食物左右。」

以此陰陽論爲基礎研究食品營養，成功地改善體質，並可根本治療一切疾病，這就是「食養論」。簡單而言，例如一盤秋刀魚（陽）配上紅蘿蔔（陰）。吃一點紅燒肉（陽），

一物全體法則

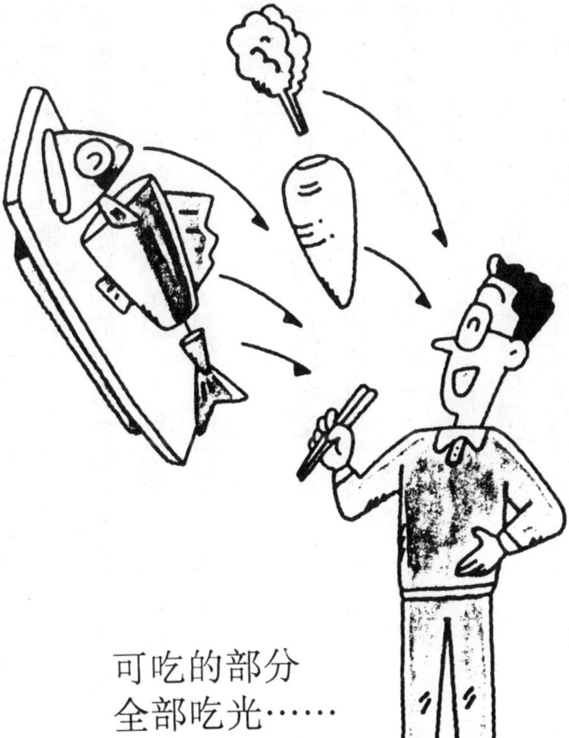

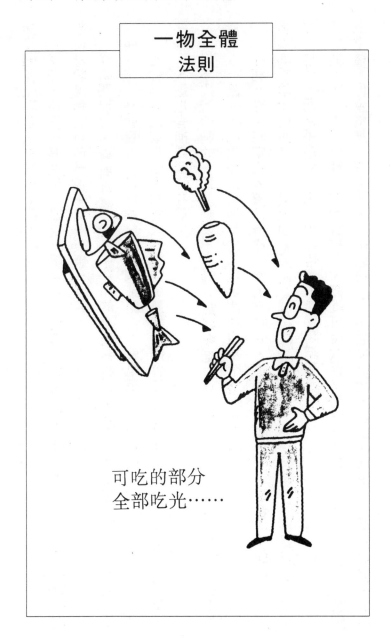

然後配多一點蔥、豆腐（這些是陰）。

季節、溫度也有關係，盛夏（陽）進食西瓜、番茄、香瓜等陰性食物，寒冬（陰）則吃使身體溫熱的料理（陽）或根菜類（陽）。

從時間而言，會對身體產生冷作用的水果（陰），應該在太陽照射的早晨至下午（陽）吃。『朝爲金、晝爲銀、夜爲銅或鉛』，就是指水果的吃法。

此外，老人或身體虛弱的人（陰），最好選擇會使身體溫熱、好消化的食品或料理法（陽），這也有補方面的考量。

從事肉體勞動的人或運動選手（陽）最好多吃生食或水果（陰），用腦者或比較少勞動的人（陰），如果也採這種吃法，就會使身體寒冷（陰）生病。

探病（陰）時常見人攜帶蛋糕、水果（陰），這些東西吃多了，只會使病期加長。因爲疾病爲陰，而蛋糕、水果也同屬陰性。食物陰陽好像不太容易懂，但只要記住，非人工、自然、配合季節的食物，大致可讓人體陰陽調和。

此外，一天三十種左右的食材，大概就可使飲食達到陰陽調和的目的了。也許一聽到三十種，你會驚訝「這麼多！」例如味噌湯，如果你加入豆腐、柴魚、海帶，那麼味噌湯一道菜就包含四種了。再例如煎竹筴魚，如果淋上中國味醬料，就有魚、蔥、紅蘿蔔、香菇、豌豆等五種。一天吃三十種類，並不是什麼困難事。

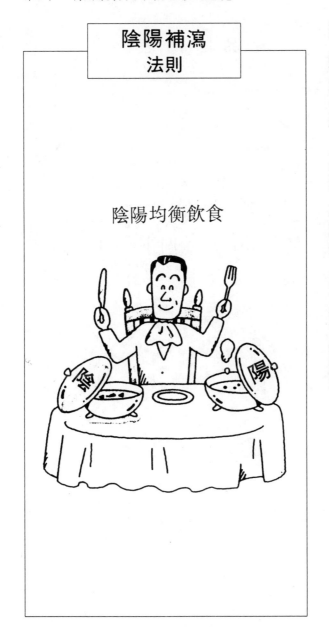

陰陽補瀉法則

陰陽均衡飲食

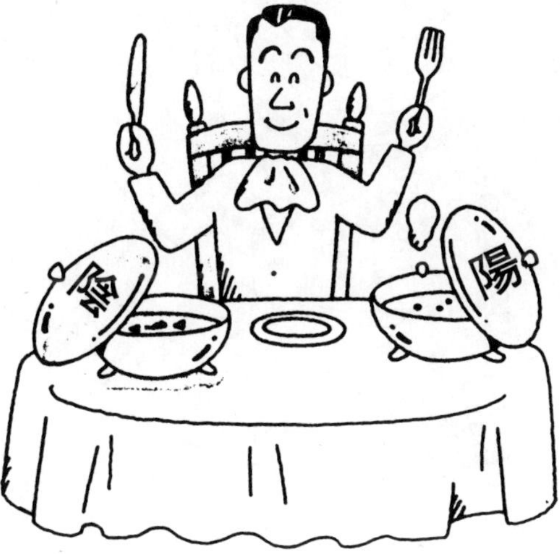

食品陰陽表

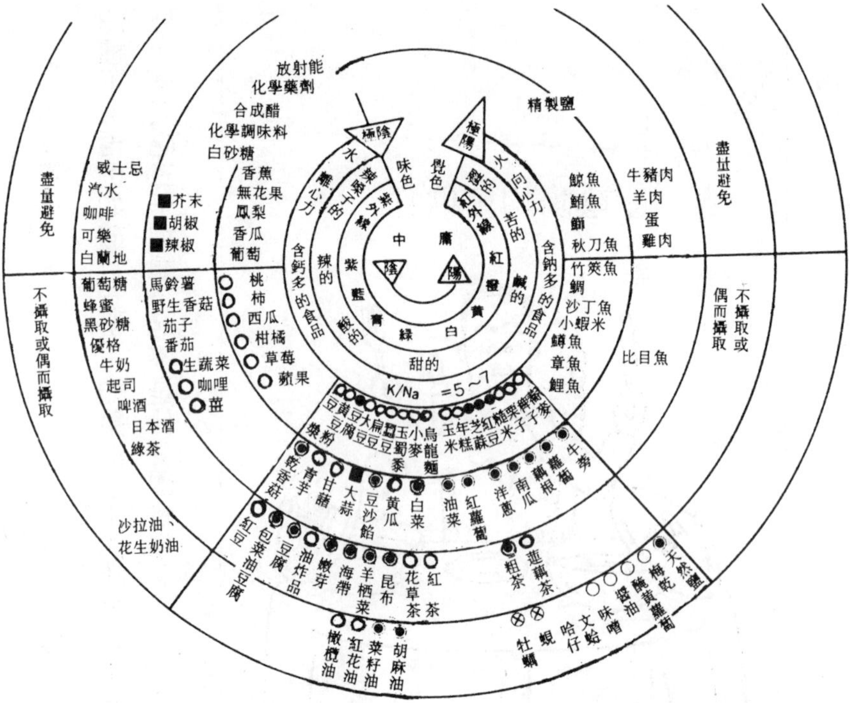

●主食常用

◉副　　食

○偶而食用

⊗當做治療食品

■偶而食用或當治療食品

取自廣瀨修二著「即效健康法」文苑社

請選擇無農藥的蔬菜

有機農產品等自然食品，比一般大量生產、化學肥料食品價格高二、三成，但是從需要方面來看，卻不是損失。因爲吃無農藥的農產品，對維持健康非常重要。

日本農水省從一九九三年三月起，施行青果物特別表示指標線，因爲已經有標示無農藥的蔬菜，卻經衛生研究所調查出含有農藥的例子。因此爲了統一標示，採生產者、流通業者一貫指導，對於以前零散的標示加以公訂統一。

有機農產品以產地直接運送方式爲主流，

青果特別表示指標線

有機農產品	在三年以上沒使用農藥及化學肥料的土地上收成的產品。
轉換期間中有機農產品	在六個月以上沒使用的土地上收成之產品。
無農藥栽培農產品	栽培期間沒使用農藥。可以使用化學肥料。
減農藥栽培農產品	化學合成農藥的使用次數，爲一般的一半以下。
減化學肥料栽培農產品	化學肥料使用量，爲一般用量的一半以下。

比較少在小零售店販賣，但此政策實施後，一般商店應該也可販賣，但消費者是否能一目瞭然就不得而知了。

無論如何，雖然單純無農藥的蔬菜取得不是那麼方便，但最近在超市都可買到，只要下意識一定要吃無農藥蔬菜，應該不難做到。

不要吃這種食品

只要有正確的飲食生活，即使遺傳容易生病的體質，也可獲得某種程度的改善。

東方人的體質還不適合像歐美型以肉食與乳製品爲主體的飲食生活。常聽說日本人的腸子比歐美人長，所以，應該重新審視一次自古以來的飲食生活，一定得配合現代飲食生活才行。

◉健全的飲食生活才有健全的肉體與精神

下表所示，爲盡可能不要攝取的食品。

最好不要食用的食品

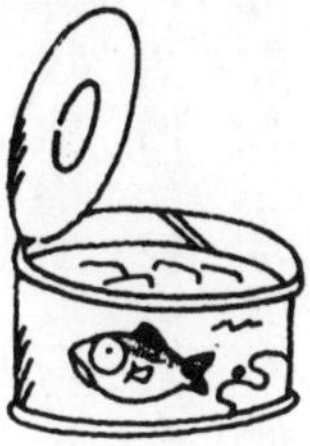

加工食品

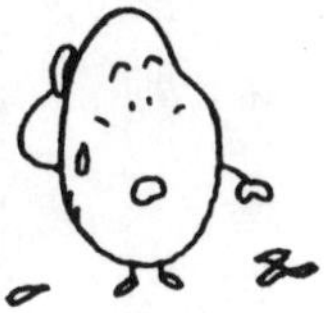

精製食品

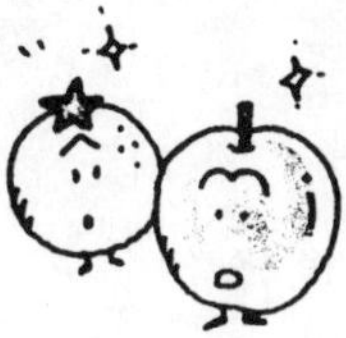

閃閃發光
打過蠟的水果

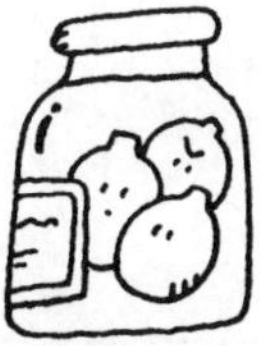

使用漂白劑及
防腐劑的食品

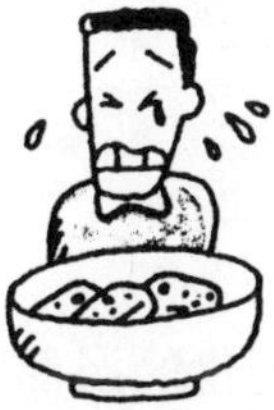

刺激性強的食物

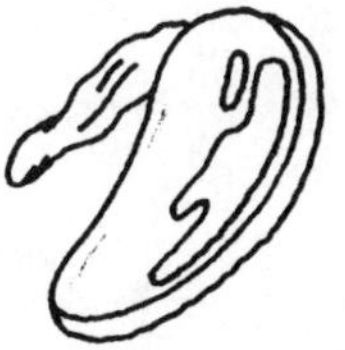

肉類

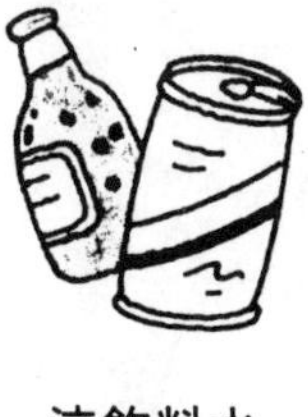

涼飲料水

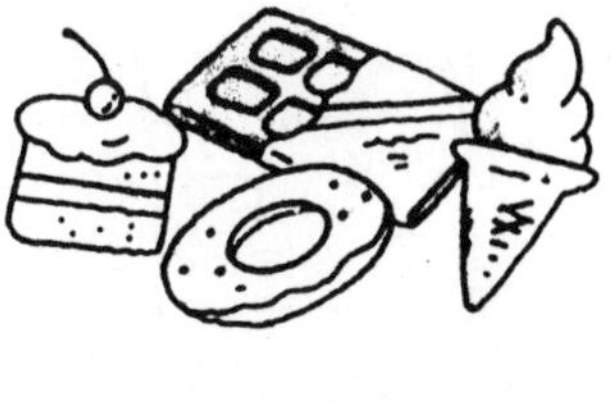

甜點、油炸零食、冰淇淋

這些食品不但會造成肉體不適，有時候也會造成精神狀態不佳。身體攝取了不自然的食物，精神及情緒都會變得不自然。

健全的飲食生活才有健全的肉體與精神。

不要攝取會使血管老化的食品

我們體內的脂肪與疾病有密切關係。

最近老人痴呆症增加。我們來看看腦部，脂肪質占的比率很高，人腦乾燥重量的約六〇%是由脂質形成。另外，與腦作用有直接關係的脊髓，也一樣有七〇%是由脂質形成。

腦及脊髓以外的細胞，脂質只占四%而已，如此看來，維持腦部健康必須充分補充脂質。

使血管老化的過氧化脂質

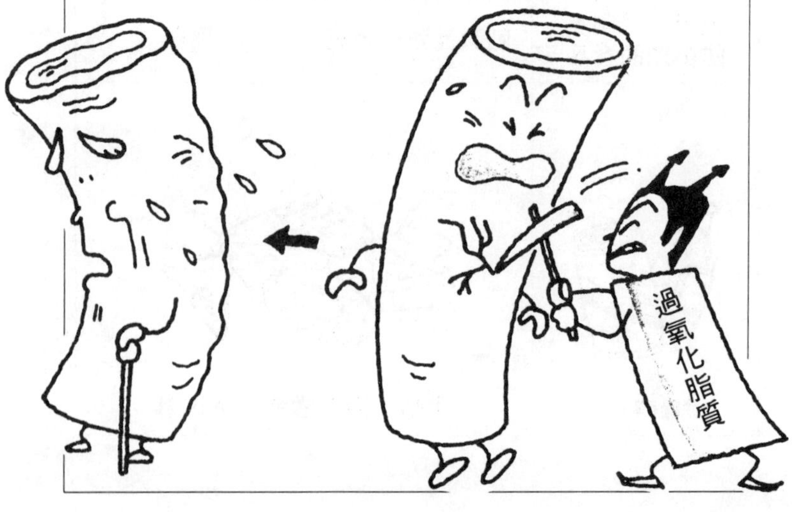

◉過氧化脂質使血管老化

從血管老化的焦點來考慮飲食，最應該避免的是過氧化脂質。那麼，過氧化脂質是什麼樣的物質呢？以下稍加說明。

我們從食物中攝取的脂肪，在體內形成脂肪酸，此脂肪酸與氫結合成二種脂肪酸，也就是飽和脂肪酸及不飽和脂肪酸。飽和脂肪酸能與氫完全結合，另一方面，不飽和脂肪酸只有一部分與氫結合。在這方面，二種物質有很大不同。

不飽和脂肪酸是我們人體必要物質（亞油酸、亞痲酸、花生四烯酸等等），這些不能在體內合成，只能以飲食方法攝取。但不飽和脂肪酸有非常容易氧化的特性，一下子就變成過氧化脂質。過氧化脂質會附著在血管內部，是在血管內膜作怪的小鬼。這部分如果有膽固醇或中性－脂肪進入，就容易發生動脈硬化。

血液中過氧化脂質增加時，血小板及血液纖維也會增加，這些物質與膽固醇、中性脂肪結合，就成了引起腦中風的元凶。過氧化脂質就是使血管老化的眞凶。

像這種過氧化脂質眞的非常恐怖，所以還是盡量不要攝取爲佳。

避免過氧化脂質要點

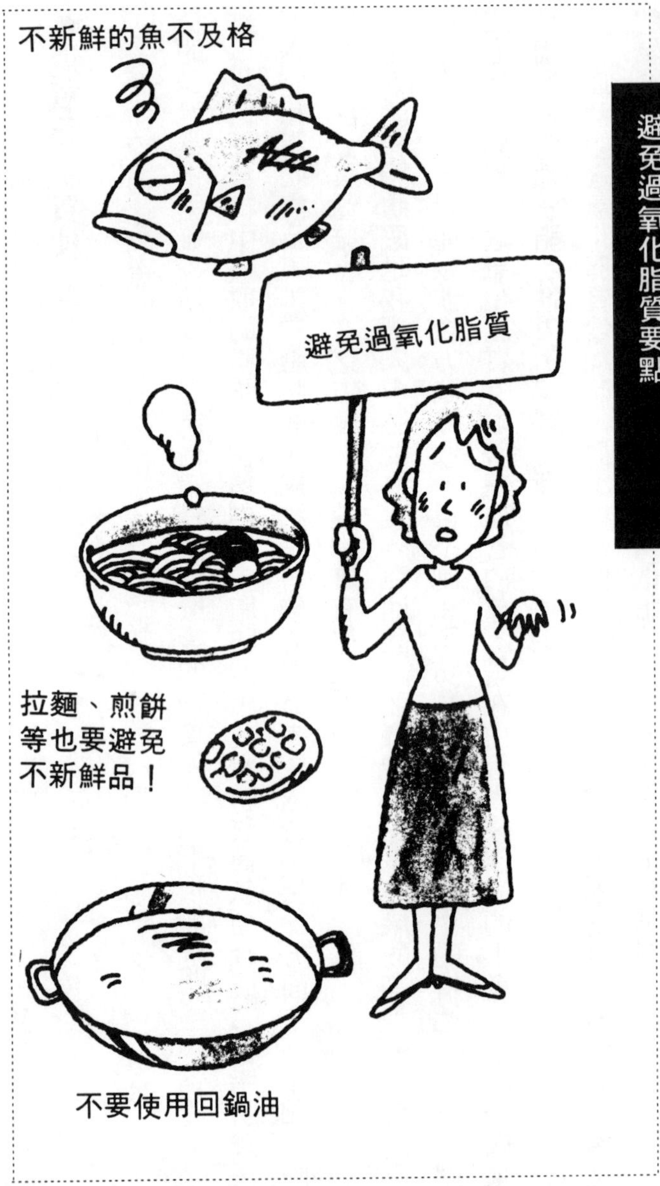
不新鮮的魚不及格
避免過氧化脂質
拉麵、煎餅
等也要避免
不新鮮品！
不要使用回鍋油

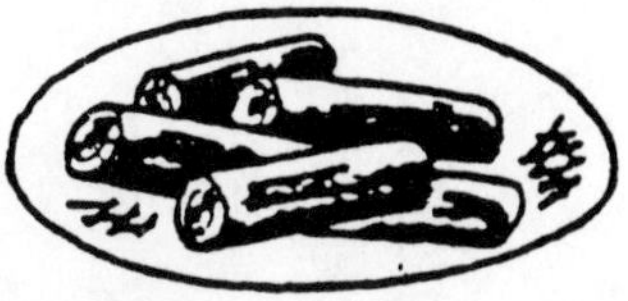

木炭、菰、飲食對付疾病

三種力量一起打倒病魔

我們平常若無其事送入口中的食物，事實上對健康有很重大的影響。

現代人多爲慢性病所苦，而這些疾病就是錯誤生活的結果。

正確飲食加上木炭與菰。這三種力量聯合起來，就能使你實踐更健康的生活。

以下說明各種疾病適合的飲食，以及如何利用木炭與菰對付疾病。

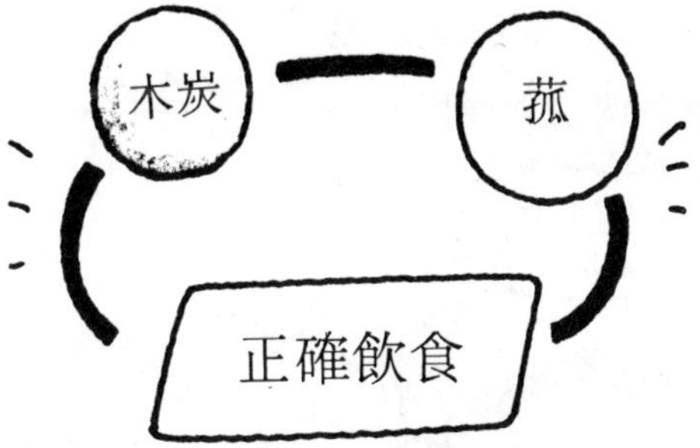

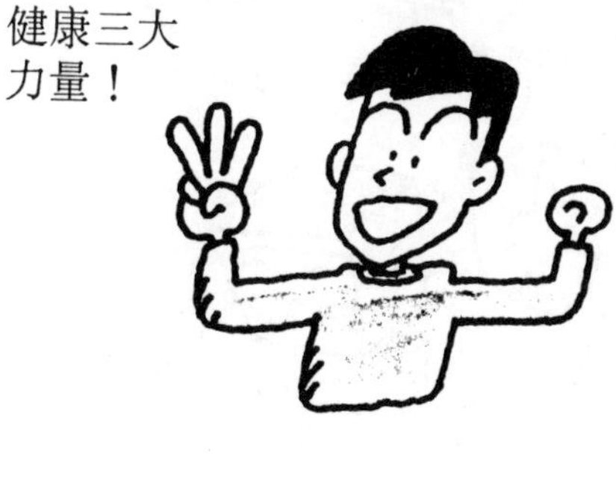

糖尿病

木炭與菰使身體呈弱鹼性

糖尿病，就是尿中有糖的疾病。

當食物進入體內，胰臟的胰島就會分泌胰島素，進行糖類代謝，但如果胰臟被打敗，則胰島素的分泌就會不正常。即使分泌也是少量，使得糖無法被身體吸收而成高血糖，在尿中出現。

◉糖尿病會引起各種合併症

糖尿病絕不是會致人於死地的疾病，但卻會引起合併症，所以必須注意，如果放任不管會造成腦軟化症、動脈硬化、心肌梗塞、狹心症等疾病，嚴重時甚至會失明、非得切斷手腳不可。

糖尿病三大原因

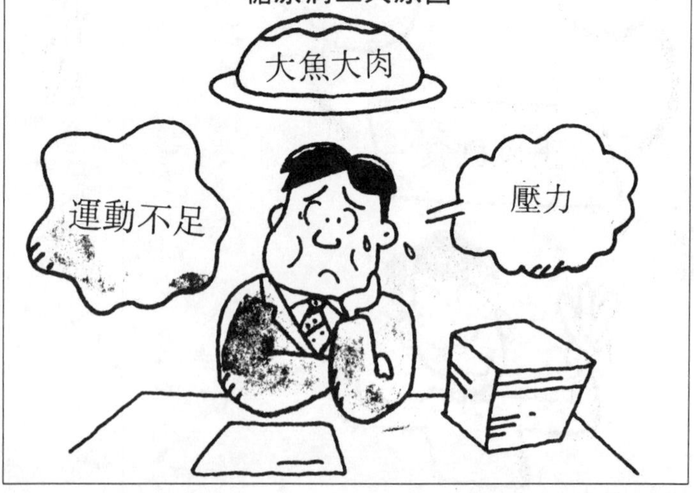

這時要注意

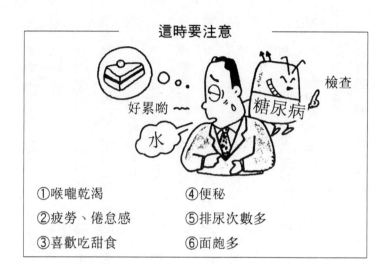

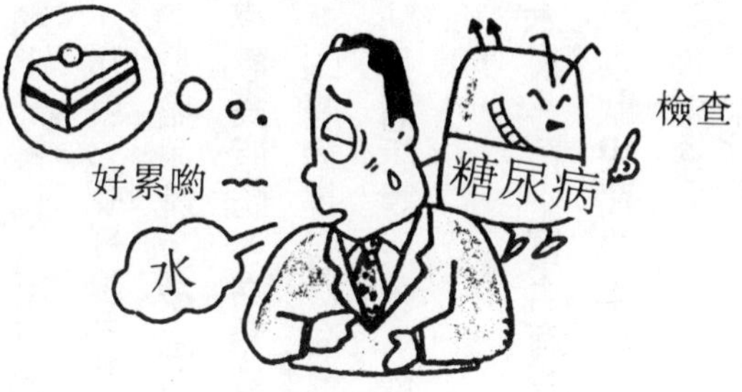

①喉嚨乾渴　　④便秘
②疲勞、倦怠感　　⑤排尿次數多
③喜歡吃甜食　　⑥面皰多

糖尿病的原因很多，有人先天分泌胰島素的機能弱，但大部分是後天原因。

◉利用富含食物纖維的木炭、菰對付

①充分攝取食物纖維
②使身體趨於弱鹼性
以上二項對應方法最有效。

①非常重要，現代醫學有注射人工胰島素或讓患者服降低血糖藥物的方法。利用此方法可以調節糖分，但卻都只是治療而非根治，而且也沒有努力使胰臟分泌胰島素，這是缺點。

就和長時間臥床的人腳萎縮一樣，人體不使用的部分會萎縮而無法作用。持續作用藥物治療會使胰臟萎縮，降低胰島素分泌機能的作用。

要使胰島素加強分泌，充分攝取食物纖維是一個好方法。

食物纖維可以抑制食後血糖急速上升。因爲血糖上升緩和，所以胰島素的量也以小量就夠了，也就是彌補衰弱胰臟之不足。

②是糖尿病大多由酸中毒症引起的應付方法。喜歡高脂肪、高熱量食品的糖尿病患者，會使老的廢物等有機酸堆積，使血液呈酸性。糖尿病患者訴說疲勞、倦怠感，就是血液酸性化的證明。

木炭、菰中富含有食物纖維，是弱鹼性物質。可以飲用菰的醱酵粉末，也可以在海帶根上撒一些炭食用。

飲用加入木炭的味噌湯、水也都沒關係。

富含食物纖維的食品

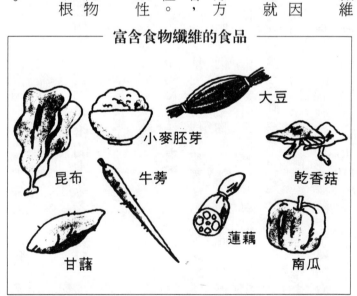

在補充食物纖維的同時，也可使身體回到弱鹼性。

但請配合適度運動並控制熱量攝取。

［註］：胰島素的作用

調節血糖值的荷爾蒙。將血液中的糖分吸入體內，當成一種能源，圓滑利用的作用。

便秘　木炭浴增加益菌

便秘就是便後大腸中藏「秘」。

糞便是排泄物，累積了對身體不好，是形成食慾不振、頭痛、失眠、疲倦、焦躁的原因。此外，糞便的毒素被腸子吸收，會產生大腸癌。應該排出的東西立刻排出，是健康的秘訣。

便秘4種類型

弛緩性便秘	大腸機能遲緩所引起的便秘。
痙攣性便秘	腸緊張，糞便無法順利排出。
症侯性便秘	腸疾病引起的便秘。
單純性便秘	因旅行、換工作等暫時環境變化引起的便秘。

◉腹部保溫治退惡菌

腹部保溫是對付便秘的基本，因爲溫熱能促進腹部血液循環，使腸子蠕動活潑化，而腸子蠕動活潑便可將糞便排出。

此外，溫熱也可促進副交感神經的作用，專司副交感神經放鬆的是自律神經。腸子一緊張，活動就會遲鈍，此時一定要使之緩和，因此刺激對溫熱產生反應的副交感神經最好。藉著溫熱可使腸內細菌作用活潑。腸內約有百種、百兆個細菌居住，寒冷時，惡菌開始活動，使蛋白質腐敗，造成便秘狀態。

爲了消除便秘，有必要抑制惡菌作用，增加雙叉乳桿菌等對腸作用有效的益菌作用，而這時候，溫熱就是最有效的方法。

◉食物纖維與木炭浴有益腸作用

使腹部溫熱的最好方法，是在加入木炭的溫水中沐浴。木炭具有遠紅外線效果，熱水的溫度會浸透腹部深處，同時在腹部進行「の」字型按摩，對於促進腸子蠕動很有效。

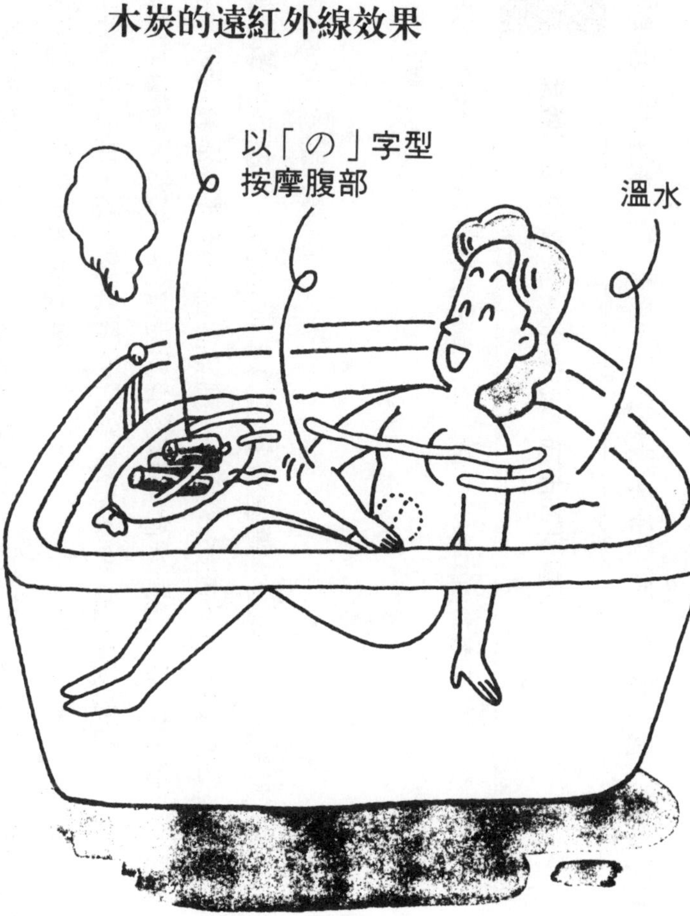
木炭的遠紅外線效果
以「の」字型
按摩腹部
溫水

此時水溫稍微溫一點比較好。因爲熱會使腸子遇熱前，皮膚就受不了而想起身，另外熱會刺激交感神經，反而呈緊張狀態。

弛緩性便秘的場合，除了溫熱腹部之外，也要多食用食物纖維。吃牛蒡或甘藷後會放屁，這是因爲食物纖維進入腸內，使益菌增加，腸作用活潑化所致。此外也可增加糞便柔軟度，順利排便。當然，服用木炭或菰也可。

只不過痙攣性便秘時，就得避免食物纖維刺激。另外，如果認爲是症侯性便秘的場合，則便秘時應立刻請教醫生。

［註］：排便次數

一日一次的人最多。一日二～三次或二日一次也可說是正常範圍。

手腳冰冷

飲食可緩和瘀血，半身浴可促進血液循環

由於是無關生命的危險性疾病，所以手腳冰冷症狀往往被輕視，但這卻是萬病之源。

各位可想像巨大的冰山，眼睛所看見的是貧血、月經不順、不孕症、過敏、先天異常過敏、皮膚乾燥、發抖、龜裂、暈眩等等，這些現象都是海面下冰冷所形成的。

◉瘀血是冰冷的原因

冰冷的原因多爲東方醫學所說的「瘀血」。

原因是血液酸化、濁黏，導致毛細血管萎縮，血液流通不佳。

◉充分進食蔬菜

緩和瘀血狀態，首先應先調整飲食。動物性脂肪會使血液污染、混濁，所以應該控制。水果、甜食也會使身體寒冷，盡量避免。

多吃青菜最好，生蔬菜是陰性，會使身體寒冷，但只要用火煮過，就可轉換成陽性。服用菰也可淨化血液。另外，強烈緊張會刺激交感神經，使血管收縮，所以，注意保持心平氣和。

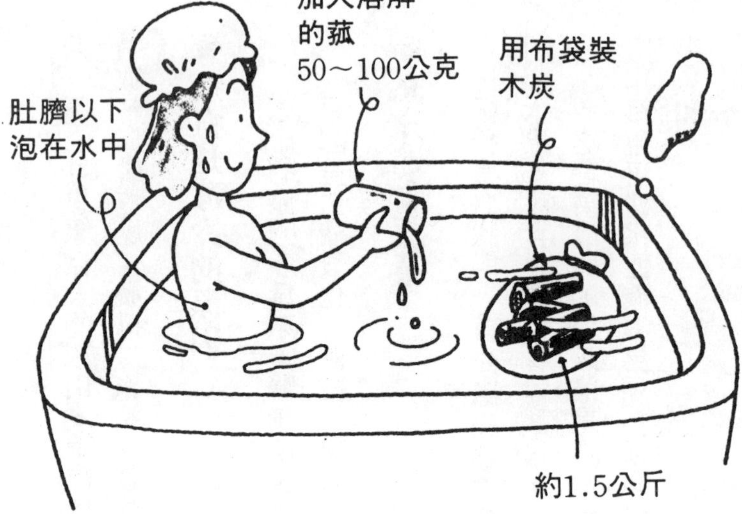

◉利用木炭與菰進行半身浴可緩和瘀血

但並非「立即改善」，在這裡建議各位利用木炭與菰進行半身浴。

將約一・五公斤的木炭用布袋裝著，放入浴缸內，使洗澡水溫熱。然後加入在水中溶解的菰（約五〇～一〇〇公克）。

入浴時不是全身泡入浴缸內，而是肚臍以下全部沈入水中的半身浴（手也放入熱水內）。

約十五分鐘，臉及上半身會出汗，若全身浸入水內則更溫熱。

入浴會促進身體放鬆，放鬆會使毛細孔擴張、促進血液循環。再加上木炭遠紅外線效果及菰的作用，緩和冰冷效果絕佳。

肩膀僵硬

入浴使瘀血消散，讓身體呈弱鹼性

肩膀僵硬是國人特有的症狀，有慢性肩膀僵硬與突發性肩膀僵硬二種。

慢性僵硬可視爲體內潛藏某種疾病，造成肩膀僵硬的疾病有高低血壓、心臟病、貧血、神經症、胃炎、胃下垂、胃酸過多症、胃潰瘍、肝炎、肝結石、肋膜炎、肺結核、支氣管障礙、更年期障礙等。

此處以暫時性肩膀僵硬爲焦點。

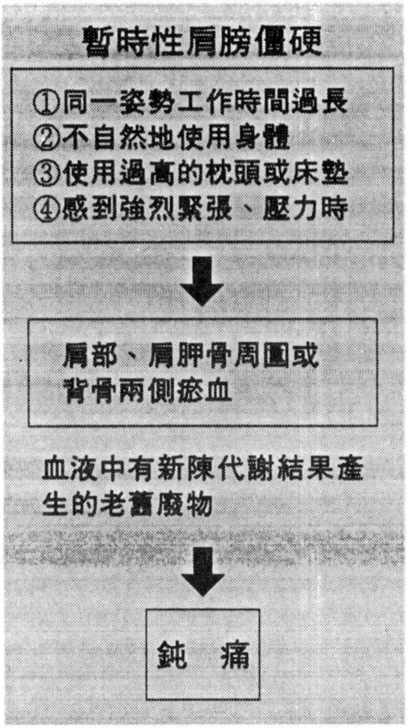
暫時性肩膀僵硬
①同一姿勢工作時間過長
②不自然地使用身體
③使用過高的枕頭或床墊
④感到強烈緊張、壓力時
肩部、肩胛骨周圍或背骨兩側瘀血
血液中有新陳代謝結果產生的老舊廢物
鈍　痛

◉利用木炭與菰浴使肩膀放鬆

暫時性肩膀僵硬是瘀血的原因。

瘀血是氣血停滯，停滯從陰陽而言是陰性症狀。

相對於陰，應該以陽求得平衡

（以陽應付），活化瘀血是最佳方法。

血液酸化也是造成瘀血的原因，因此必須使血液回復弱鹹性。

此時，木炭與菰浴是最佳方法。

利用木炭的遠紅外線效果，可使全身溫熱，促進血液循環。血液循環良好，則患部有新鮮血液流入，便可活化瘀血。

這個方法對壓力造成的肩膀僵硬很有效。在浴缸內藉著溫熱作用，刺激專司放鬆的副交感神經，放鬆會使毛細血管打開、促進血液循環、緩和肩膀僵硬。

◉菰與木炭併用使血液呈弱鹼性

人本來就是屬於弱鹼性的生物。瘀血是由

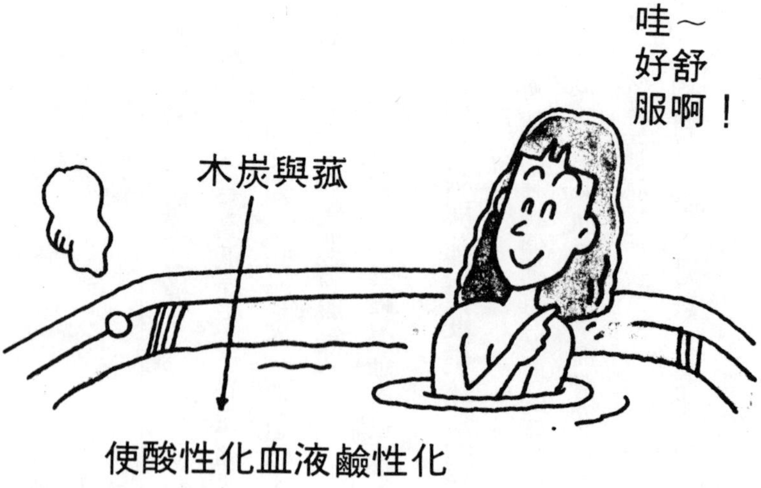

於酸化的血液引起的，實際上從僵硬部位放出來的血，就像柏油一樣，當然會引起疼痛。

如果與飲用熱菰方法合用，可使身體更早恢復。

鼻塞。

使鼻子與全身溫熱，嚴禁酒精

凡事阻塞了就不好，暢通則沒問題，鼻子阻塞就是典型不舒服症狀。

鼻塞情形因人而異，有些人稍微鼻塞，有些人甚至必須用嘴巴呼吸。

許多人利用市上販售的點鼻藥應付鼻塞症狀，這的確可以暫時抑制鼻塞，但卻得始終借助藥物，最好努力自己治癒。

◉陰性症狀以陽性對付

「塞」是停滯，停滯是屬於陰性，這時候最好以陽性方法應付，基本對策就是溫熱。

溫熱可使血管擴張，使鼻粘膜收縮，藉此使鼻管通道暢通。

鼻塞的人大多有冬天鼻塞得更嚴重、夏天就沒那麼嚴重的經驗。

◉入浴使鼻子暢通

溫熱方法有許多，簡單做些運動也不錯，冬天則可戴口罩，口罩對於鼻子的保溫、適度保濕很有效。菰與木炭混合浴更好，尤其使全身溫熱的入浴效果更大。

◉以蔬菜為中心的菜單

雖說溫熱，但喝酒使鼻腔內血管膨脹，反而造成惡化。爲什麼呢?因爲酒精是極陰性的液體，陰性加上陰性則如雪上加霜。

鼻中隔彎曲，天生鼻塞的人，在瘀血的時候，有必要使酸化血液變爲鹼性。

不用說，飲食應以蔬菜爲中心，菰粉與木炭粉的效果更不用說。菰粉可以服用，服用海帶根撒上炭也是不錯的方法。

〔註〕：鼻塞的定義

鼻的黏膜充血或腫脹，鼻汁過多、咽頭扁桃腺肥大、鼻中隔彎曲，空氣通過阻塞的狀態。

胃痛、胃潰瘍

促進血液循環、增進發炎部位緩和

胃痛可分為急性胃炎與慢性胃炎二種。

◉急性胃炎應使胃部清爽

急性胃炎會造成突然嘔吐、食慾不振，持續症狀二、三天。嘔吐嚴重時，甚至會混雜膽汁、血液也吐出來。不少因此移轉成慢性胃炎。

急性胃炎的場合，使胃內容物吐出很重要。並且以生理食鹽水（○．九％）或者一％重碳酸鈉水洗胃，絕食二十四小時。

第二天開始進食菜湯、肉湯，數日後可恢

你的胃沒問題嗎？

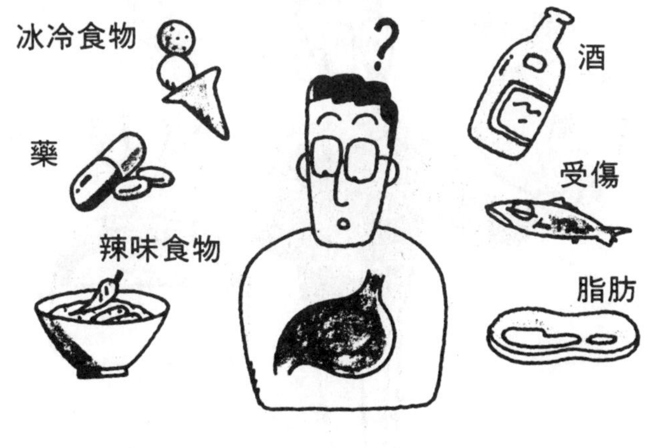

復正常飲食。梅乾和蜂蜜對於維持體力有效。

◉慢性胃炎請進行木炭與菰浴

慢性胃炎的人，進行木炭與菰浴使身體溫熱很重要。藉著溫熱使血液循環順暢，讓患部有更多氧。

氧是維持人體的基本，如果沒有氧就會腐敗。血液循環可將大量氧送至患部，增加恢復力。

◉木炭與菰浴消除緊張

胃潰瘍時，溫熱更重要了。胃潰瘍是由強烈精神壓力或肉體壓力所引起，這是因爲胃壁被溶化，可視爲陰性症狀。

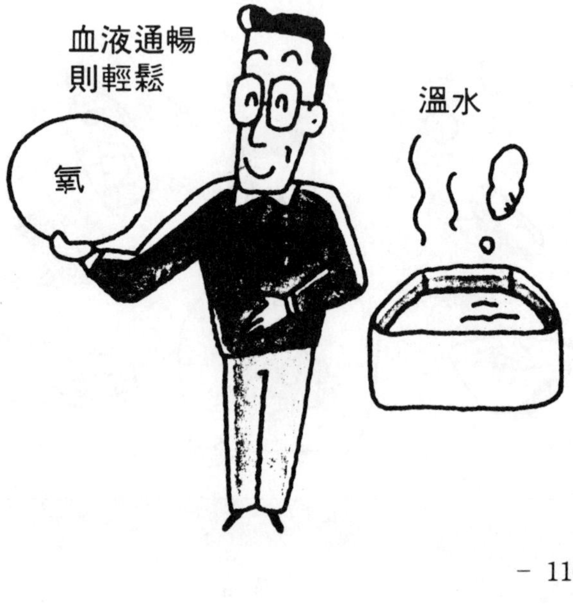

對於陰性症狀以陽性平衡。這時候即使給予陽性食物，也應該避免纖維多者。牛蒡等食物更刺激被溶解的胃壁。高蛋白、高熱量食品，少量多餐很有效。

［註］：急性胃炎

急性胃炎最常見的原因是暴飲暴食，尤其飲酒過度是最大原因。咖啡、辛香料會刺激胃粘膜，應避免。

腰痛

淨化血液、改善體質，在保溫上下功夫

身體不好或過度疲勞時，腰部會感覺疼痛，這就是「腰痛」。

疼痛現象因人而異，有微痛、抽痛、腰到腳都痛、只有腰部疼痛等等。

◉應緊急處理

當腰痛發生時，緊急處理很重要。首先用手摸疼痛部位有沒有發熱？有沒有腫脹？

如果有熱、腫症狀，就使患部冷卻，否則可用溫濕布熱敷。

◉腰痛與寒冷有密切關係

腰痛原因很多，各種症狀也不同，但大致而言，寒冷是腰痛一大原因。寒冷會使肌肉等組織僵硬，腰椎受到多餘壓力，使得血液循環惡化，誘發腰痛。一到冬季訴說腰痛的人就增加，就是這個原因。因此在寒冷時期，必須注意腰部保溫，但也不要穿太多造成腰部負擔。

緊急措施—冷卻時—

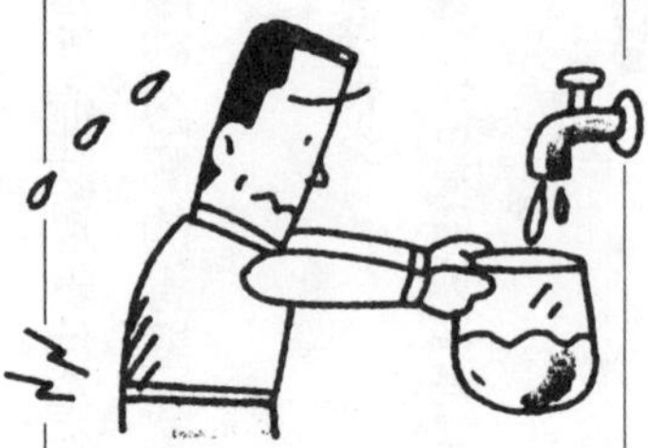

①在塑膠袋內裝冰

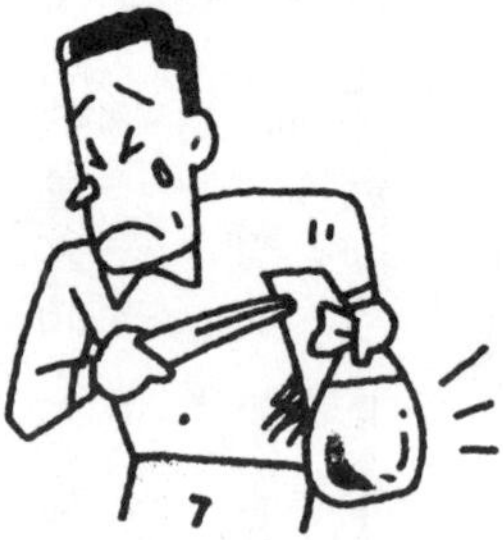

②在疼痛處冰敷2～3分鐘

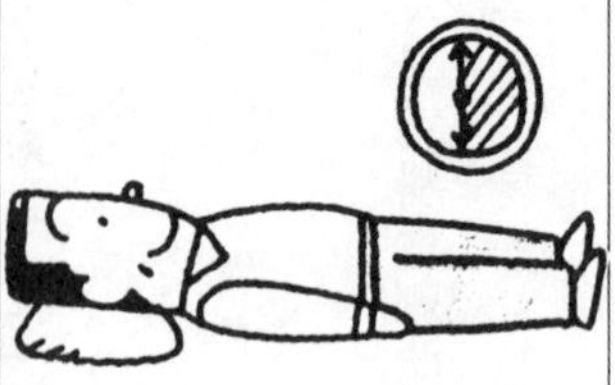

③冷卻後靜靜躺30分鐘至1小時

腰痛的原因

内科疾病	腎臟結石、腎炎等腎臟疾病、膽結石、便秘、高血壓、胃腸疾病、感冒等。
婦科疾病	子宮後屈、子宮肌瘤等子宮疾病、更年期障礙等。
整形外科疾病	腰椎老化、椎間盤突出症等腰部肌肉、骨、關節異常、跌打損傷等

◉木炭與菰浴促進血液循環

沒感到發炎時，溫熱是最佳處理方法，進行木炭與菰浴可達到放鬆效果，促進全身血液循環，如此即可緩和疼痛。

◉攝取溫蔬菜料理以求均衡

利用飲食改善血液混濁與粘度，也是一個方法。

包含腰痛在內，疼痛的主因均爲血液循環障礙，其中瘀血情形不少，這全是因爲動物性蛋白質攝取過度，產生氧化的陽性「毒」。

此時應以溫蔬菜料理求得均衡。

飲用菰的效果也很好。

異位性皮膚炎

使動物性蛋白質排出體外

異位性皮膚炎與過敏體質關係密切。

◉異位性皮膚會出現過敏現象

過敏體質的症狀有皮膚龜裂、皮膚炎、發疹、蕁麻疹、嘔吐、鼻炎、支氣管炎等等各種形式。對於一般人而言不會產生的刺激，過敏性的人會出現反應，這就是過敏體質。

成爲刺激的是「抗原」，與抗原結合引起反應的稱爲「抗體」。這個抗體是蛋白質的一種，存在於患者的血液中，常在血液內循環。過敏就是對於抗原的抗體反應。

簡單說明如下：

眼前有一個人突然被毆打，被毆打而出現快感的人另當別論，大部分的人都有「被打」的反應。抗原與抗體的反應也與此相同，也就是一種拒絕反應。

這種反應的形式，對於天生皮膚弱的人而言，就會發生異位性皮膚炎。

◉過敏與飲食生活有關

在一九五五年以前，日本人與過敏無緣，但隨著經濟高度成長，飲食也漸趨歐美化。對，就是肉食。肉製成身體，絕對不是不好的食品，但問題出在脂肪。植物性油脂中含有抗氧化物質，但動物性油脂含量很少，因此之故，導致身體容易變成過氧化脂質。

此過氧化脂質製成活性氧，是引起過敏的大原因。此時可察覺血液混濁、粘。沒錯，過敏的根底，就是動物性蛋白質過多造成的瘀血。

◉飲食產生的疾病用飲食治療

因爲原因是「氧化蛋白質」，所以將此趕出體內，改善氧化體質、強化自然治癒力與免疫力很重要。

此際應盡量避免乳製品、肉、容易氧化的魚（主要是魚乾類）等等。下頁列舉食物具有效

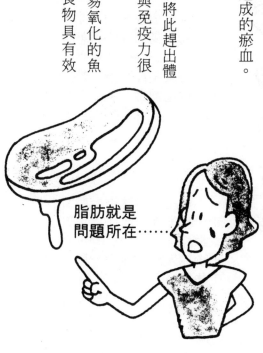

過敏性體質最佳飲食

加入糙米餅的大雜鍋

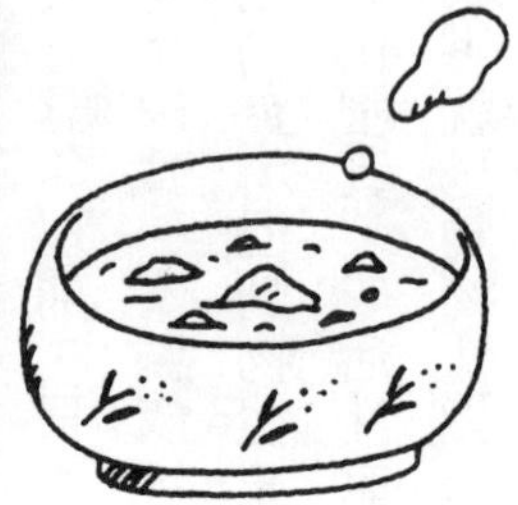

也就是糙米飯雜鍋。胡蘿蔔、紅蘿蔔、牛蒡等根菜類，及韭菜、蔥等蔬菜先用胡麻油炒過後。再加入用胡麻油煎的糙米餅一起煮。

煮蓮藕。

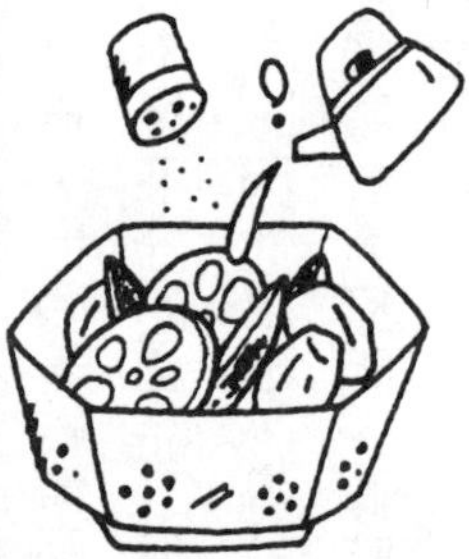

蓮藕與紅蘿蔔、牛蒡一起和昆布或海帶乾共煮。或者將蓮藕切片，加些薑汁和鹽，待水沸後趁熱食用。

海帶湯

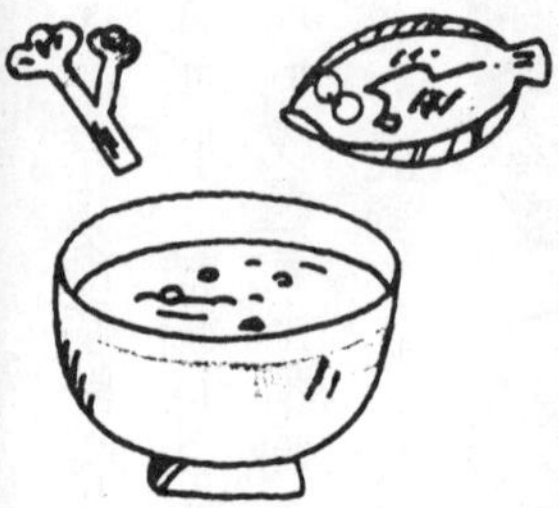

用昆布或海帶乾製成白味噌汁。將比目魚或鰈魚等白色魚搗碎，然後加入味噌湯中，再撒些芹菜更好。

果。除此之外，配合季節吃蘋果、柑橘也很好。蘋果有消除魚肉產生酸化血液的效果。

附帶一提，橘子在海岸一帶生產很多，因此對多吃魚的海邊居民而言，橘子對魚具有良效。

◉木炭與菰粉可中和皮膚毒素

並行食療法，活用木炭與菰也很好。包含異位性皮膚炎在內的過敏原因，是由於酸化體質，因此利用木炭及菰使恢復弱鹼性很有效。

可利用木炭與菰浴使身體溫熱，入浴方法爲半身浴，而非全身浴。藉由增進血液循環使新陳代謝活潑化，粉末直接接觸皮膚，也可中和體內、皮膚毒素。

日常生活注意避免受寒、吹冷氣，盡量採行自然生活，流汗有助於新陳代謝。

〔註〕：過敏性體質

在日本，過敏性體質是每三人中就有一人。如果包含本人無自覺的輕微症狀在內，則每十人中就有九人爲過敏性體質。

下痢

溫熱腹部、驅逐惡菌

爲慢性下痢所苦的人不少，下痢好像是西方醫學無法根治的疾病，雖然有止瀉藥，但只不過是對症療法而已，停止服藥後又會復發。

◉下痢是「體質病」

有人十年、二十年來爲此所苦，這可說是體質病，再加上壓力所致。

過敏性大腸症候群就是典型例子，雖然檢查結果沒什麼異常，卻反覆下痢不止。「開會時間快到了……」、「上班快遲到了……」，像這種壓力也是一大原因，由於自律神經平衡失調所致。

◉溫熱腹部促進益菌活動

下痢是由於腸的吸收能力異常、運動亢進、腸粘膜異常、胃分泌過多等原因引起，但腸內惡菌增殖的事實始終不變。爲了使惡菌減少、比菲斯等益菌增殖，溫熱腹部很重要。

在寒冷的腸子裡，惡菌活動旺盛，溫熱可使惡菌活動遲緩、促進益菌活動。益菌會對腸產生好作用。溫熱以木炭與菰的半身浴最佳。入浴刺激副交感神經（太熱不可以），達到放鬆效果、減輕壓力。

這裡指的是慢性下痢或過敏性大腸造成的下痢。下痢可能潛藏內臟疾病，也可能是惡性病毒入侵所致。此外，盲腸炎等也會造成下痢，所以一定要請醫師診察，不可自行判斷。

【註】：雙叉乳桿菌

在腸內生理性繁殖的一種乳酸菌，可以改善便秘及下痢，也可預防大腸癌。

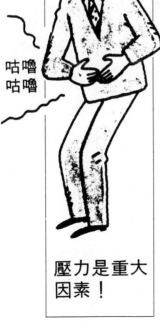

過敏性大腸炎

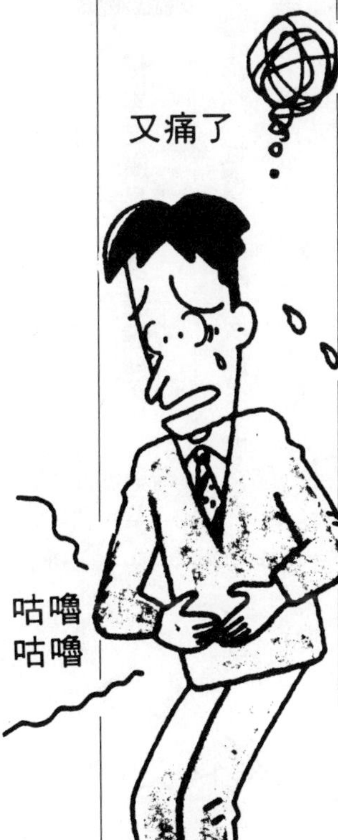

壓力是重大因素！

焦躁

根本之道是使身體鹼性化

焦躁可說是現代社會產生的疾病，很多人毫無原因地焦慮，使身體狀況失調。

如果只是單純焦躁就沒什麼關係，但卻可能影響到周圍的人。

◎焦躁是一種興奮狀態

興奮狀態是血液酸性化的狀態，也是一種熱血沸騰的狀態，酸性化的血液衝到頭部引起焦躁。從陰陽觀點來看，是偏陽性狀態。

這時候，最好的方法是使血液恢復弱鹼性，讓血液從頭部下降。另外，興奮時交感神

焦躁的原因

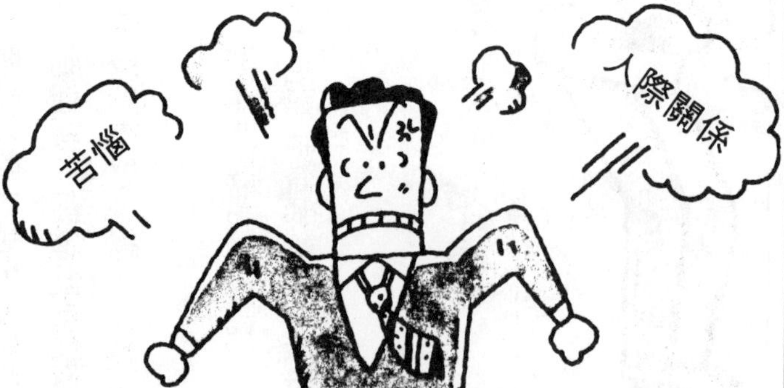

●頭痛、心悸、胸口壓迫感等身體異常，會引起精神焦躁

●人際關係發生摩擦、失戀、工作上的挫折等

經作用活潑，所以刺激專司放鬆的副交感神經也可使情緒安定。

要讓身體恢復鹼性，除了服用木炭與菰外，還要改善飲食生活，避免魚、肉、蛋類，以蔬菜爲中心。

暫時性焦躁可喝些熱茶

入浴是最佳溫熱法，但焦躁時不可入浴，因此，這時候喝一點熱茶最好。

適當的溫度可刺激副交感神經，使心情得到舒緩。休息一下，喝杯熱茶，讓因疲勞而呈興奮狀態的身體與精神安定。在茶內加一些蜂蜜（陰性強）飲用，可以達到更佳效果。

附帶一提，焦躁的相反，總是悶悶不樂的人，也可以溫性食品、熱茶等刺激交感神經。由於呈些微興奮狀態，就不會鬱悶了。

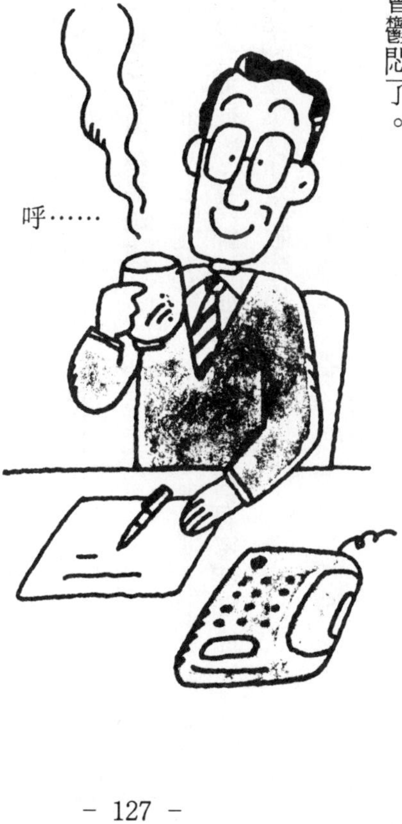

失眠症

掌握睡不著的狀態，使身體與精神中庸

大部分的失眠症也可稱為〈失眠恐懼症〉，為神經症之一，與心情有密切關係。

「今晚又睡不著的話……」這種恐懼也會使失眠症增加。

失眠症實際上有多種類型：

失眠三類型

●睡不好：
眼睛瞪得大大的

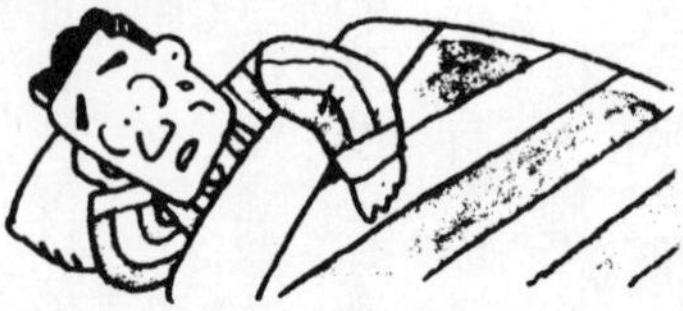

精神興奮則睡不好。另外，環境改變、有什麼擔心的事情，也會無法入眠。但只要一睡著就一覺到天亮的話就沒問題。

●睡眠淺：
昏昏沈沈

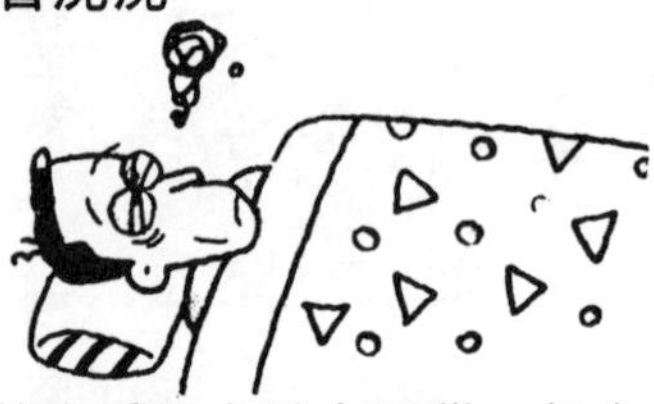

外表看起來是在睡覺，但本人卻沒有這種意思。整晚翻來覆去的，早晨起床感覺頭很重。

●睡眠中斷：

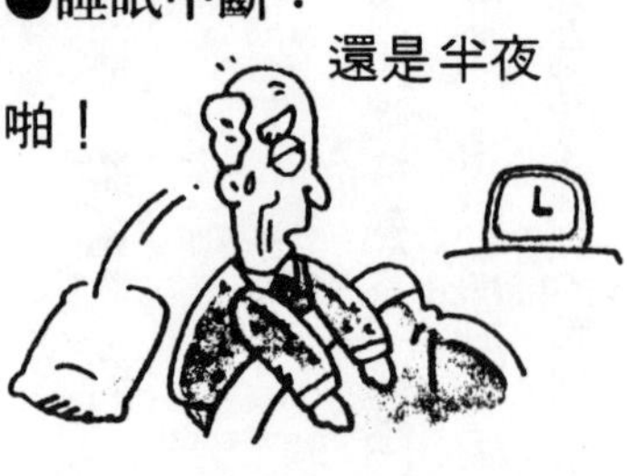

起來上廁所等睡眠中斷後，就很難再入睡，以老年人為多。

◉蜂蜜抑制興奮

失眠症的原因很多，但多爲不安、興奮等身心所造成，所以應對症下藥，除去此二害。

睡眠這項行爲從陰陽觀點思考，是中庸之事。如果身心興奮，則應選擇陰性之物，服用一點蜂蜜很有效果。蜂蜜在古代是東方的精神安定劑，醋也是陰性，效果不錯。

◉洋蔥幫助睡眠

不安、憂鬱而睡不著時，可在枕邊放置一顆洋蔥，這是民間療法，其實洋蔥是極接近中庸的食品，可幫助睡眠。

當然，溫熱也是一個好方法，睡前入浴刺

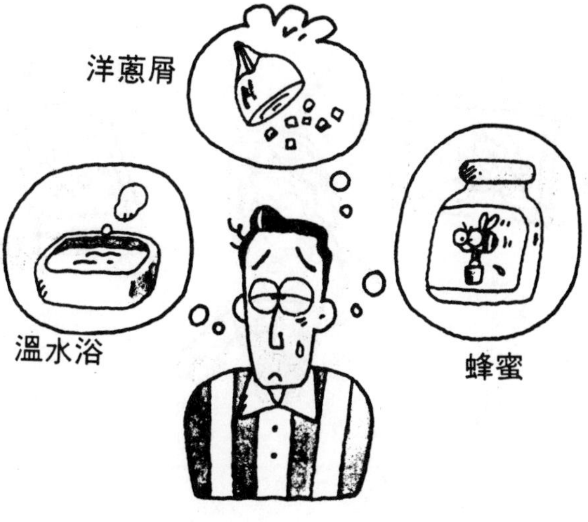

激副交感神經，可促使身心放鬆。

眼睛疲勞

減少動物性蛋白質與砂糖的攝取

由於辦公室OA化，造成眼睛的過重負擔，所以訴說眼睛疲勞的人增加。

◉過度使用眼睛是使眼睛疲勞的原因

長時間打電腦、使用文字處理機，眼睛會酸得流出淚水，回到家中看電視、錄影機，現代生活眞可說是眼睛疲勞的製造工廠。

眼睛疲勞，再怎麼說都起源於用眼過度。眼睛流淚還算是初期階段，再持續下去會造成眼睛疼痛，症狀嚴重者甚至頭痛。

現代人酷使眼睛

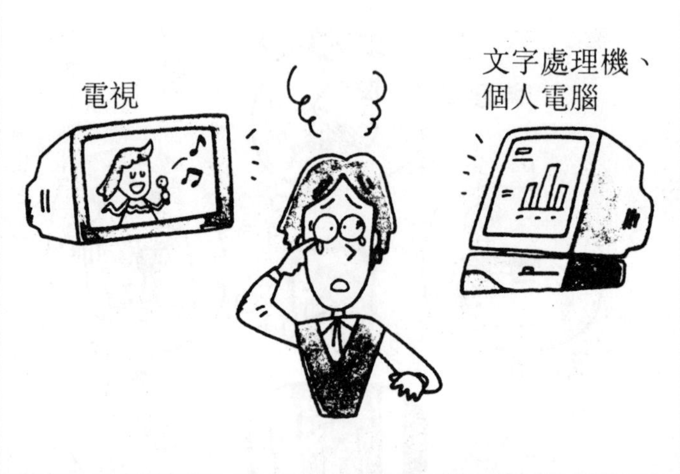

對眼睛有益的食物	
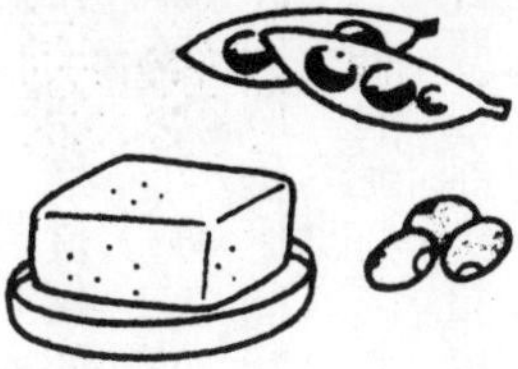 攝取豆腐或大豆製品等植物性蛋白質。	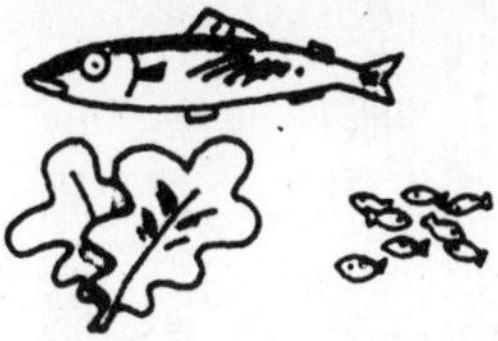 魚比肉好。但紅肉魚或蝦米盡量不要食用。小魚或海藻類一日一次。
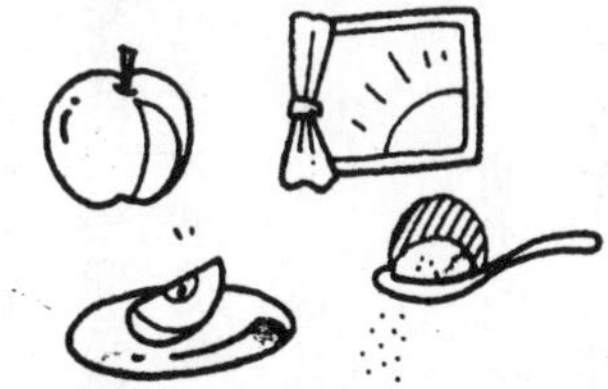 水果量少，而且早上吃，不要晚上吃。控制糖攝取量。	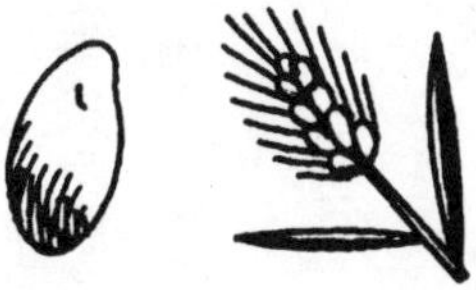 吃糙米，否則就與胚芽米或小麥混合。

頭痛劇烈使得工作無法繼續，甚至有人痛得嘔吐。

這都是由於長時間使眼睛處於緊張狀態，眼睛調節失效所引起。

爲了緩和眼睛疲勞，讓眼睛休息最重要，眨眨眼也有意想不到的效果。但這都只不過是暫時處置法。

爲了保持眼睛健康，飲食也必須注意。對眼睛有利的食物如圖所示，請各位注意實施。

◉控制肉類，用蘋果消毒

一言以蔽之是疼痛，但也有程

度上的差異。近年來由於國人肉食化，所以血液混濁而粘稠，呈酸性化血液，可想成是瘀血狀態。

集中需要大量血液，看的時候血液集中至眼底，但此血液是瘀血狀態，所以會產生疼痛，也可想成是暫時性瘀血。

因此應控制肉量攝取，吃可以消去肉毒素的蘋果也是好方法。等血液呈弱鹼狀態後，再併用木炭與菰。

但如果感覺眼睛有異狀，還是得接受眼科醫師診察，如診斷爲單純眼睛疲勞，就利用上述處理法。

［註］**乾燥眼**

長時間持續凝視螢幕，眨眼次數減少，則淚腺分泌淚液量減少。

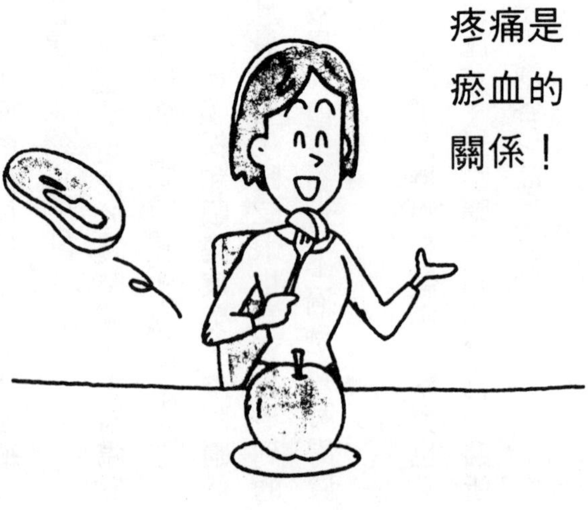

痔瘡

木炭與菰的熱水可促進肛門部分血液循環

最常見的痔瘡是痔核，這是通過肛門的三根動脈瘀血所造成，在肛門外圍稱外痔核，在內側直腸處稱爲內痔核。原因有排便用力、酗酒、寒冷、內臟疾病、性過度等等。初期可治療，拖久了就無法根治，會伴隨劇痛。

痔核、脫肛、裂肛

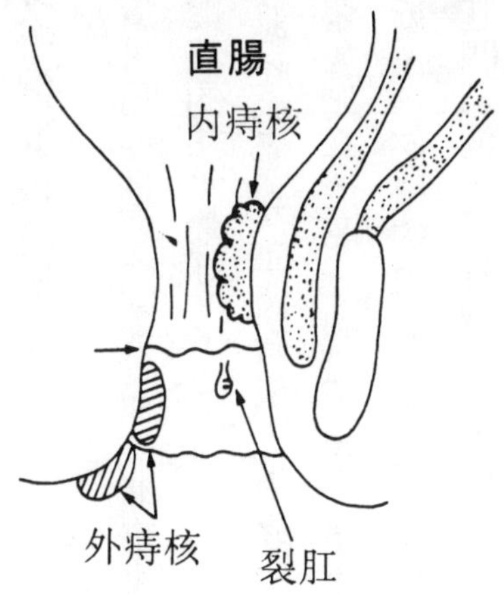

痔核多爲裂肛，就是肛門裂開所引起，多見於二十歲左右的女性，也會發生在孩子身上。便秘與寒冷是原因，特徵是排便疼痛及出血。

最糟糕的是痔瘻。痔瘻的原因是細菌進入化膿，由於有膿，所以很難治療。

此外還有脫肛、肛門搔癢症等，都可以擺在痔瘡的位置上。

◉半身浴促進血液循環

痔瘡可用促進肛門部分血液循環來處理，加入木炭與菰的熱水最好。

促進肛門部分血液循環，半身浴比全身浴好，可藉著與其他部分的溫度差，使血液集中於腰部附近，讓瘀積的血散往他處。另外也可藉溫水洗淨肛門部位，保持清潔，預防細菌入侵。

裂肛造成疼痛時，可以用四一～四三度溫浴與十四～十五度冷浴交互進行十次，最後以冷浴結束。

除了溫浴、冷浴外，還得配合飲食。

一旦罹患痔瘡，排便時絕對不可用力，一點點、慢慢地排，而且不可堆積糞便。

這些會使身體寒冷不要吃！

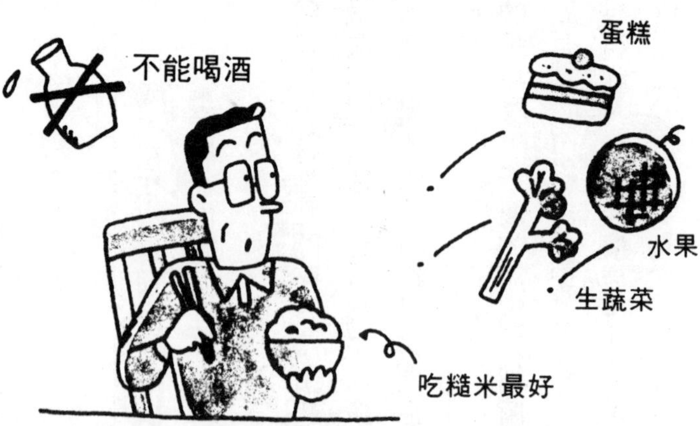

頭髮的困擾

控制肉類攝取，選擇強化腎的食物

脫髮、白髮、女性頭髮分叉等等，關於頭髮的困擾不少，總之，就是掉頭髮。

◉頭髮的困擾起因於酸性化血液

掉髮有遺傳性要素，但如果太嚴重，就可能是身體異常了。可考慮荷爾蒙失調、壓力、自律神經失調、頭皮、病後體力消耗、皮膚病等障礙，也可能是頭皮部分血液循環不良。如果是皮膚病或頭皮原因，可以保持頭皮清潔來治療，但如果是以外原因，就必須從根本改善體質著手，使頭髮的基礎頭皮活性化。

中國稱頭髮爲「血餘」，這是表示「頭髮是血液的變化，所以血液與頭髮關係密切」。因此有頭髮困擾的人，應從改善血液狀態著手。

總之，頭髮的困擾起因於血液酸性化，而酸性化就是動物性蛋白質攝取過量。酸性化血液會使細胞老化，使內臟機能衰弱，並表現在頭髮上。當然，也有遺傳因

對頭髮有益的食物

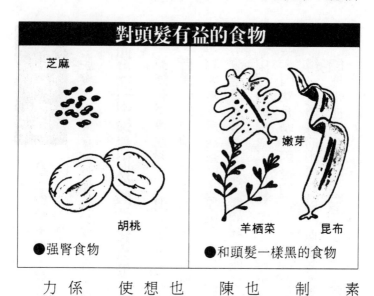

素，但肉類攝取過多者，一定會有頭髮方面的困擾。

「常掉頭髮」，如果有這種感覺的話，就請控制動物性蛋白質攝取量，讓體質轉換為弱鹼性。

不用說，當然要攝取大量蔬菜，服用木炭、菰也很有效果。利用木灰與菰浴泡澡流汗也可促進新陳代謝，使毒素排出體外。

另外，加入木炭的「蓮蓬頭淨水器」（後述）也非常有效。氯會對頭髮與頭髮之間的肌膚造成比想像還嚴重的惡劣影響，而且蓮蓬頭幾乎每天都要使用，所以一定得小心照顧。

頭髮在漢方醫學上，被視為與「腎」有密切關係。腎是人體積蓄精氣之處，腎的精氣薄，則生命力衰弱，會表現在頭髮上。

壓力與疲勞也會造成掉髮。

頭痛、偏頭痛

保持身體溫熱很重要

頭痛的原因很多，依症狀不同而應特別注意。例如，突然疼痛伴隨嘔吐，恐怕是腦腫瘤，最好請專科醫師診治，避免外行人自行判斷。

自然療法能發揮效果的是原因不明的頭痛，也就是現代醫學無法醫治的慢性頭痛。

自然療法不分慢性頭痛或偏頭痛，均以全身症狀進行治療。

慢性頭痛與偏頭痛

●慢性頭痛

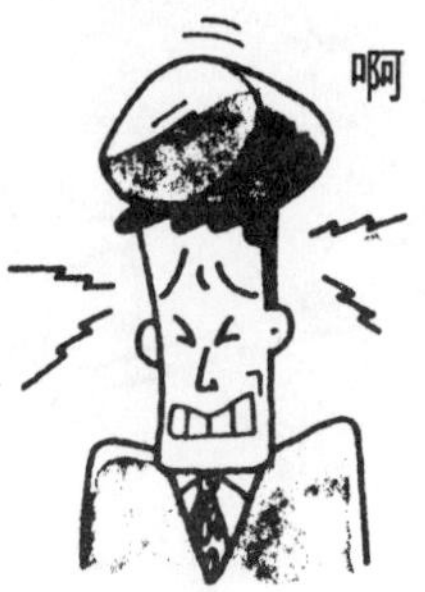

這是頭總是感覺疼痛、重重的狀態，多發生於有神經症的人。感情激烈、工作繁重、擔心什麼事的人症狀更嚴重。

●偏頭痛

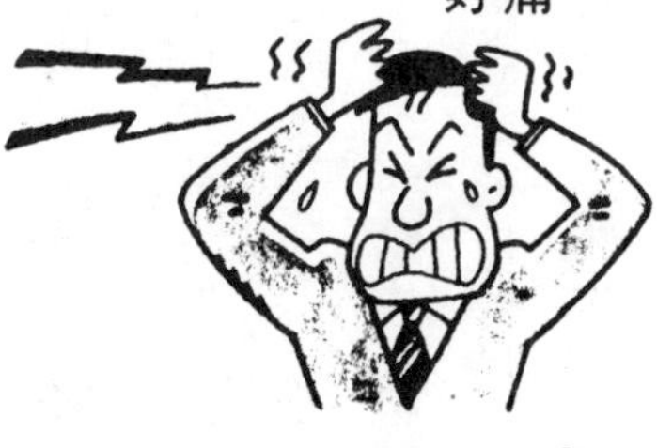

發作時，頭的半邊（以右側居多）疼痛，接下來擴展至兩側，甚至波及眼底、肩膀。容易發生於自律神經失調、過敏體質的人，為頭部血液循環異常所引起。

不均衡的飲食生活不行！

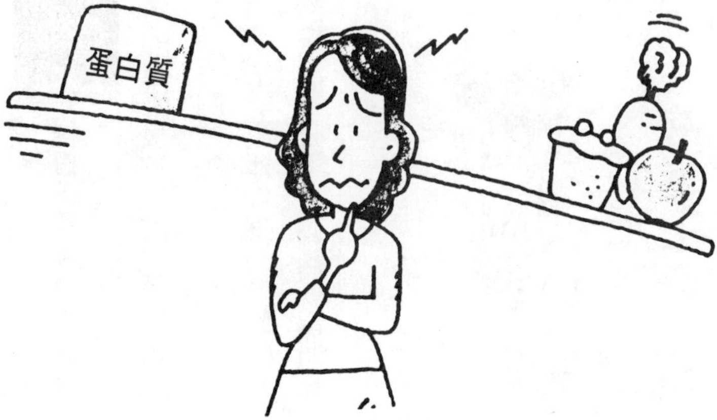

◉使身體中庸、消除頭痛

整體而言，疼痛是血流的問題，尤其經常頭痛的人，是飲食生活不平衡。

吃太多水果、甜點或動物性蛋白質所致。前者爲陰性，會使血流停滯。後者是陽性，會使血液呈混濁狀態，阻礙血液循環。

對於頭痛，保持身體呈弱鹼的健康狀態，從陰陽來看，就是不偏不倚的中庸狀態，是最正確的應付法。

生菜、水果、甜食等會使身體寒冷，應該控制，肉類也少攝取一點。蛋白質從植物方面攝取比較好。當然，不要忘記木炭與菰浴使身體溫熱。

齒糟膿漏

用木炭刷牙有效

齒糟骨溶解，牙齒從牙床脫落。齒糟膿漏實在是很棘手的疾病。

◎血液沈澱引起發炎

齒糟膿漏之說，以食物在牙床醱酵引起牙肉發炎，進而造成齒糟膿漏之說占大多數。

但到了最近，才有研究者從已故有地滋教授（近畿大學醫學部東洋醫學研究所教授）的研究中，提出齒糟膿漏的眞正原因是「瘀血造成的過敏反應」。

過敏已如前述，是對於抗原的抗體拒絕反應。換言之，齒糟膿漏就是牙齒與牙齒異質組

牙齒的構造

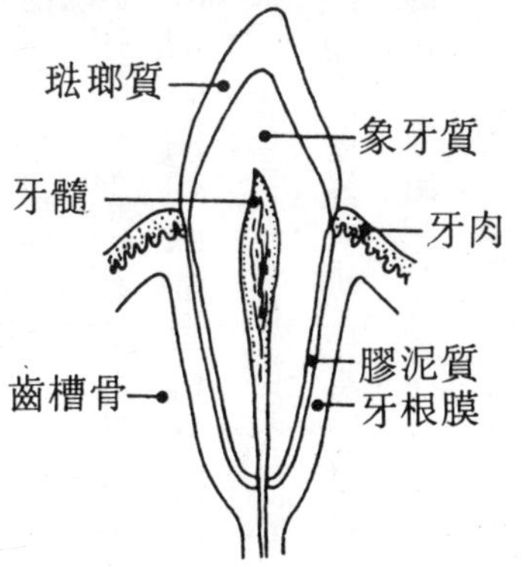

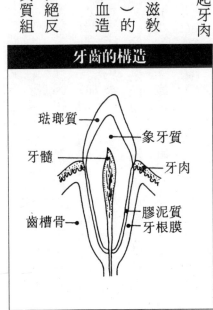

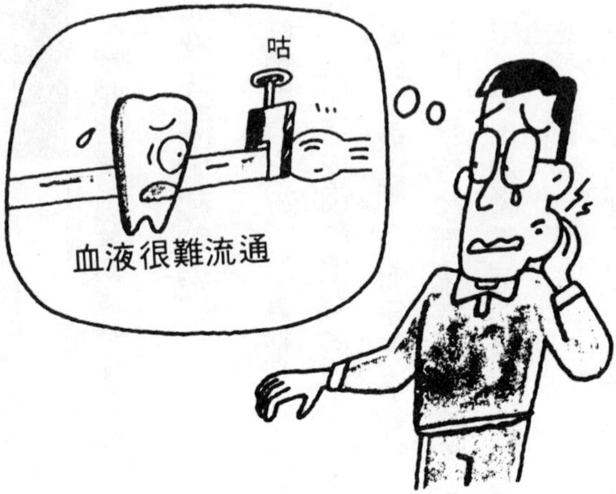

織之間引起的過敏反應。

此說正確與否另當別論，漢方醫學稱齒糟膿漏是「牙肉中的瘀血引起之狀態」卻是不爭的事實。有齒糟膿漏的人都有相同的困擾，就是牙床顏色黑。這也表示牙床部分血流不佳。

瘀血是血液的沈澱，體內有血液沈澱就會引起發炎。激烈撞擊就是一例，由於用力碰撞使血液沈澱，產生腫、發炎現象。

發炎部分的免疫力顯著低落，就像水流一樣，沈澱的水會發出惡臭，這是因爲水流停滯、水的自淨作用降低所致，亦即「阻塞」。

瘀血也一樣。當然也可想成是此部位的氧、營養素供給量少、新陳代謝不佳，如果此處有什麼異物侵入，就會引起組織崩壞，到末期症狀出現爲止，並不需要太多時間。

要改善這種狀態，就必須除去牙床部分的瘀血。

◉利用木炭刷牙緊縮牙床

要除去瘀血，用木炭粉刷牙很有效。

木炭的作用可以改善瘀血狀態，使血液流通順暢，只要血流順暢，發炎症狀便會消除、牙床就會緊縮。如果用木炭刷牙不太習慣的人，用菰粉也行，菰粉也有改善瘀血的效果。

刷牙必須花多點時間慢慢地刷，即使症狀緩和後齒槽膿漏還是會再復發，所以不要大意，每日仔細刷牙。

◉改善飲食生活

血液酸性化、造成瘀血狀態是由於動物性蛋白質攝取過度，所以要少吃肉、魚、蛋、乳製品類，而以蔬菜爲中心，使體質回復弱鹼性。

此外，應避免甜食，因體質不同，有些人比較容易牙痛，如果齒糟膿漏與蛀牙一起出現的話，可就會讓你受不了了。

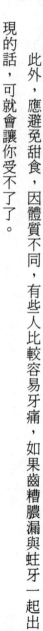

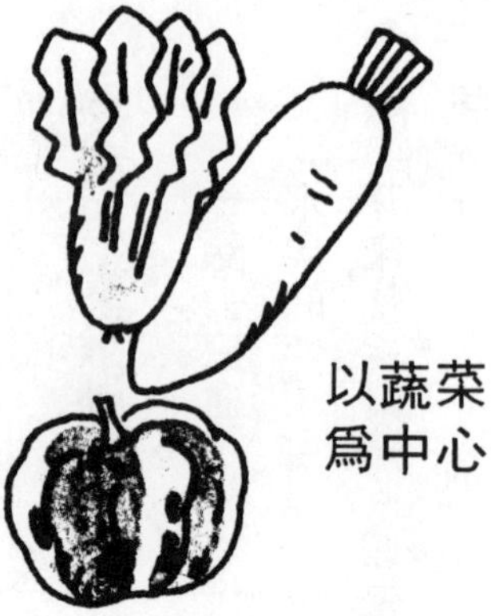

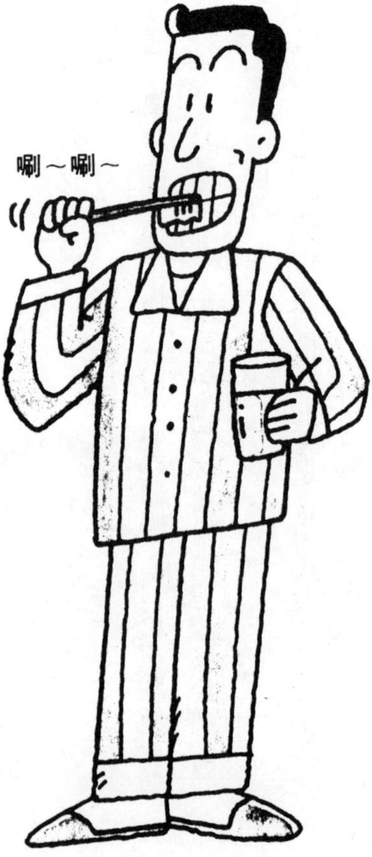

急性、慢性肝炎

改善瘀血、促進患部免疫機能

肝臟實在是肩負重任，要代謝酒精、三大營養素（糖質、脂肪質、蛋白質）、貯藏與輸送礦物質、解體內毒素作用等等。

◉肝臟是「沈默的器官」

尤其解毒作用，還要對付以前所沒有的食品添加物、農藥，反正一切體內毒素都要經由肝臟處理，眞的是勞動過度的器官。

但身負如此繁重的工作，卻一聲悲鳴也沒有，就像一個「沈默的臟器」一樣，但如果你不愛惜他，讓他受到傷害，那就慘了。

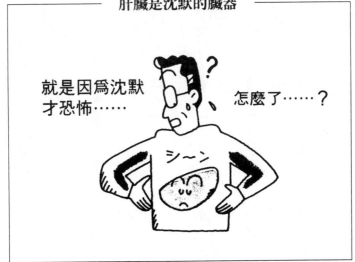

肝臟是沈默的臟器

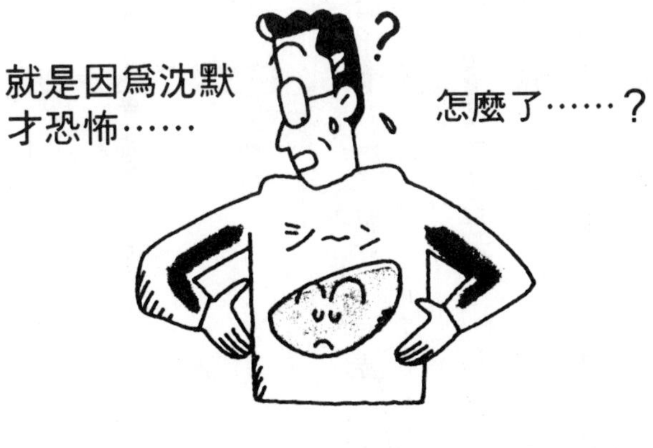

就因爲肝臟沈默，所以顯得恐怖，因爲即使初期罹患疾病，也一點都感覺不出來，可以說「當你感覺有症狀時，已經相當嚴重了」。不論急性、慢性，只要肝臟有毛病，就一定要就醫檢查。

肝臟疾病放任不管，移轉爲肝硬化的可能性很大，尤其應注意濾過性病毒肝炎。

◉飲食生活以蔬菜為中心

應付肝臟疾病，最好中西醫並行。

近代漢方醫學之祖湯本求眞，在其著作『皇漢醫學』中叙述：「疾病程度有差，但瘀血不變，只要去除瘀血就能治癒疾病」。這種想法也適用於肝炎。

炎症是由於此部位血流不順而引起。血流不順暢，則氧、營養素必定不足，免疫機能當然低落，對病毒的抵抗力也降低。本來是希望投予漢方的「驅瘀血劑」，但家庭方面，最好從控制肉、蛋、牛奶等動物性蛋白質攝取開始，提高植物性蛋白質比率，以蔬菜爲飲食生活的中心，將容易瘀血的酸性體質變爲弱鹼性。此外，建議服用健康食品「田七」，「田七」具有良好的解毒作用，一定可以減輕肝臟負擔。

第 4 章

「木炭生活」實踐法

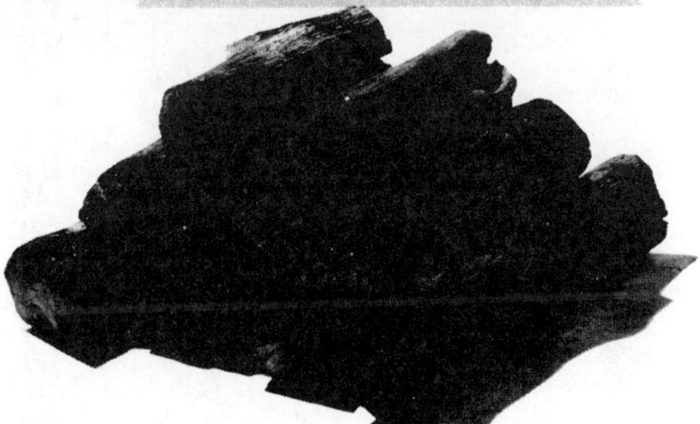

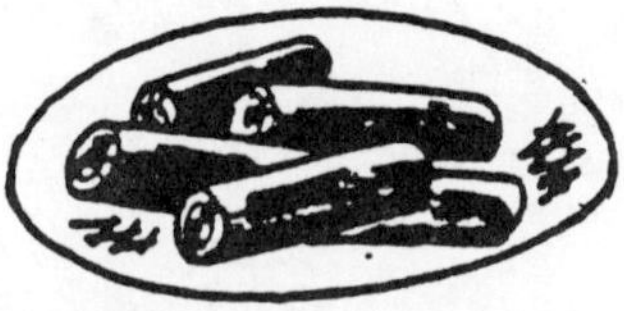

木炭可讓你掌握健康舒適的健康生活

利用木炭實現「未病」的畠山女士

正如第三章所言，木炭可以應付各種疾病，但如果能在實際發生疾病之前，就能消除疾病發生的要因，就更完美了。東方醫學將這種想法稱爲「未病（還沒病）」，而木炭對於「未病」的實現很有效果。

◉活力充沛歌聲的秘密是木炭

現在介紹以木炭實現「未病」的方法。以「出世街道」、「戀情從上古時代開始」等曲子聞名的畠山小姐就是一位見證者。

畠山小姐現在五十多歲，但其活力充沛的歌聲一點也沒衰退，而且日益精進。

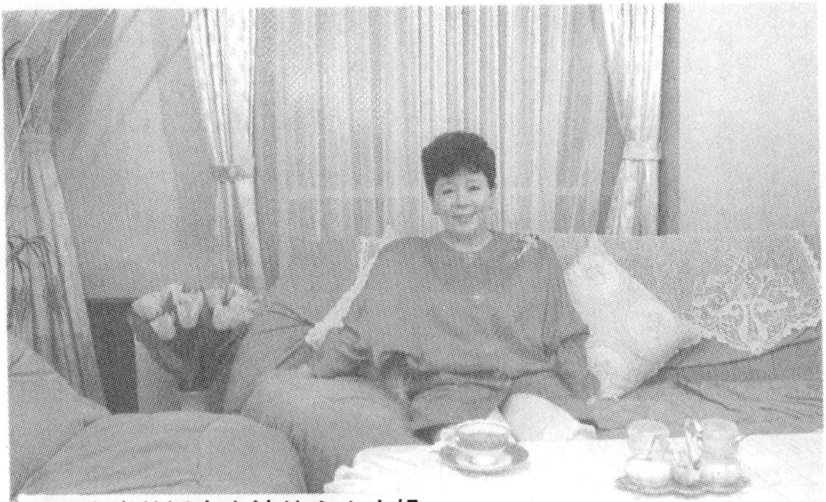

利用木炭使活力充沛的畠山小姐

連我也讚嘆「眞了不起」！前幾天得知畠山小姐使用木炭將近十年後，才恍然大悟。

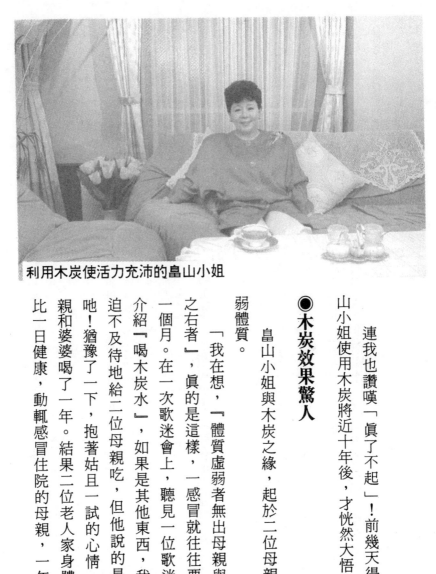

◉木炭效果驚人

畠山小姐與木炭之緣，起於二位母親的虛弱體質。

「我在想，『體質虛弱者無出母親與婆婆之右者』，眞的是這樣，一感冒就往往要住院一個月。在一次歌迷會上，聽見一位歌迷向我介紹『喝木炭水』，如果是其他東西，我一定迫不及待地給二位母親吃，但他說的是木炭吔！猶豫了一下，抱著姑且一試的心情，讓母親和婆婆喝了一年。結果二位老人家身體一日比一日健康，動輒感冒住院的母親，一年來都沒感冒。眞是讓我大吃一驚。從此以後，我就和木炭結下不解之緣……。」

〔註〕：木炭取得法

可到燃料店購買。最近藥局、健康器材店也出售備長炭等木炭。

畠山流木炭利用法

畠山家到處都是木炭，飲用水用木炭過濾、用布包裏木炭放在車內還可淨化空氣。

◉每日使用木炭水

最重要的是浴室，地下埋設四噸的木炭，牆壁和天花板也放置無數備長炭。

我拜託她讓我參觀浴室，一進入就感覺不同的空氣，對！可以說是充滿活力的空氣，讓人感到很清爽。這就是備長炭的威力。連熱水也改成電子水裝置。

「再怎麼說，水仍是最重要的，因爲每天都得喝水，飲用水不用說，味噌湯、煮飯、調理用……，一切都使用木炭。」

畠山小姐驚訝木炭對身體的效果及美味程度，所以已經離不開木炭了。

「在草津有一棟別墅，到那裡去度假也都提著水去。由於不是每天去，所以提去的水沒用完就放在那裡，沒想到水都不會腐壞，依然清新。」

「最近大家爲大地震所苦，紛紛儲藏飲用水，我想現在儲存木炭才是最重要的。」

◉木炭補充能源

由於手邊很多木炭，所以每當用過十五次水後，我就將過濾器內的木炭取出來洗乾淨，然後陰乾。

「普通人過了五十歲，身體就會漸漸衰弱，但我卻相反，覺得愈來愈充滿活力，這就是木炭補給的能源，也是最重要的部分。」

最後，畠山小姐說道：「如果想不生病、永遠健康，只有靠木炭。」

如何？畠山小姐利用以「水」爲中心的方法，將木炭與生活結合，多麼有效啊！

以下介紹利用木炭達到「未病」，以及克服疾病、達到「未病」者的實例。

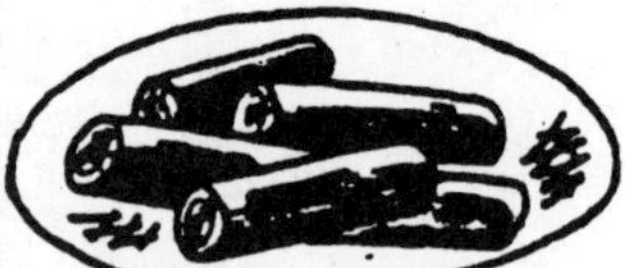

木炭讓你熟睡

睡眠增進健康

睡眠時間增進健康——。

「那有這麼好的事……。」如果你這麼想，即木炭可讓你美夢成眞。

◉令你熟睡的「木炭床」

我建議各位使用「木炭床」。什麼?那背多痛啊！別搞錯，不是要你直接躺在木炭上。

相信大家都知道睡眠的重要性。根據美國癌協會的調查，睡眠時間在六小時以下的人，比七～八小時的人死亡率高。但其中也有人因爲忙碌，而不得不縮短睡眠時間的情

沈睡的木炭床

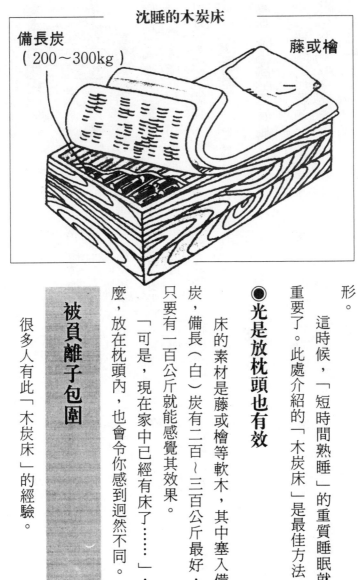

形。

這時候，「短時間熟睡」的重質睡眠就很重要了。此處介紹的「木炭床」是最佳方法。

◉光是放枕頭也有效

床的素材是藤或檜等軟木，其中塞入備長炭，備長（白）炭有二百～三百公斤最好，但只要有一百公斤就能感覺其效果。

「可是，現在家中已經有床了……」，那麼，放在枕頭內，也會令你感到迥然不同。

被負離子包圍

很多人有此「木炭床」的經驗。

◉木炭床治糖尿病

住在埼玉縣的一位女性，不但手腳冰冷，而且有輕微糖尿病，再加上本身心理因素，所以一直有難以入眠的困擾。

當然無法消除疲勞，每日焦躁、憂慮，家事也進行不順利，弄得丈夫、小孩對她避而遠之。當她與我談話時，流著淚說：「再這樣下去，整個家就毀了！」

但當她依照我的建議，改用木炭床後，狀況一舉好轉，每晚躺下即睡、一覺到天亮，早晨醒來神清氣爽，前一天的疲勞一掃而光。不但如此，連症狀也緩和了，她寫信來道謝：「糖尿病及手腳冰冷症狀改善許多。」

◉熟睡使經營好轉

住在山形縣的一位男性，有點落魂、憔悴，問明原因才知道，「自營一家小印刷廠，經營不佳，於是解散員工獨自工作。不但每天工作得睡眠時間不足，而且精神壓力大、無法熟睡」。

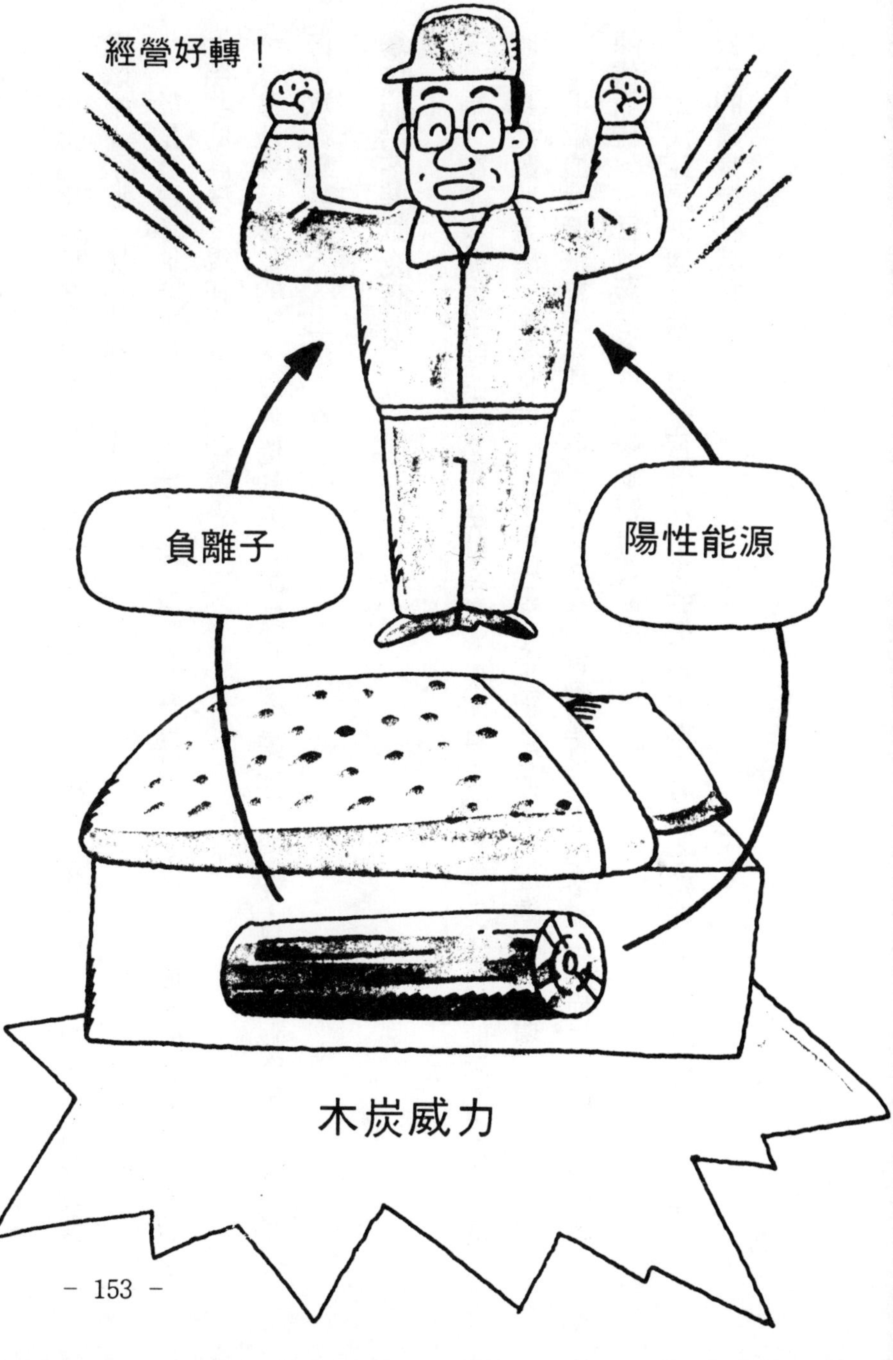
經營好轉！
負離子
陽性能源
木炭威力

既然睡眠時間少，熟睡就很重要了。人是吃、喝、睡的生物，缺一不可，不論飲食與睡眠中少了那一樣，都絕無法成功。

於是我建議他睡木炭床。男性不以爲然地離去，但不久之後，我接到他的來信，表示「照我的話做，現在經營狀況好轉了。」

這是理所當然的，一位疲倦的人，誰會將工作委託給他呢？只有睡眠充足、精神充沛、意氣風發的人，生意才會上門來。

◉睡眠促進血液循環

爲什麼木炭能促進睡眠呢？秘密就在於木炭所具有的負離子及陽性能源，當你睡眠時，身體吸收負離子與陽性能源，使得睡眠中毛細血管擴張，促進血液循環。

毛細血管擴張會使人體放鬆，氧及營養素會到達身體各角落。由於血行順暢，所以新陳代謝佳。一言以蔽之，就是睡眠中增進健康。

木炭床是健康器具，但一百公斤木炭的價格不低，各位不妨在枕頭內放置十五～二十公斤的備長炭試試看。

有效的木炭枕頭

國人喜歡睡枕頭，大概沒有人「沒睡過枕頭」吧！但枕頭的好壞影響睡眠至鉅。

◉遠紅外線效果使後腦部溫暖

對於重要的頭部直接溫熱，這種選擇很重要。圖中照片是在天然羽毛中，裝入一千度以上高溫木炭（顆粒炭）。

枕頭當然依個人喜好不同，備長炭好像太硬了，所以使用落葉松炭。針葉樹系的炭可用於坐墊、抱枕等。

就寢時木炭枕頭的觸感很柔軟，而且遠紅外線的效果會使後腦部溫暖，讓你立即熟睡。

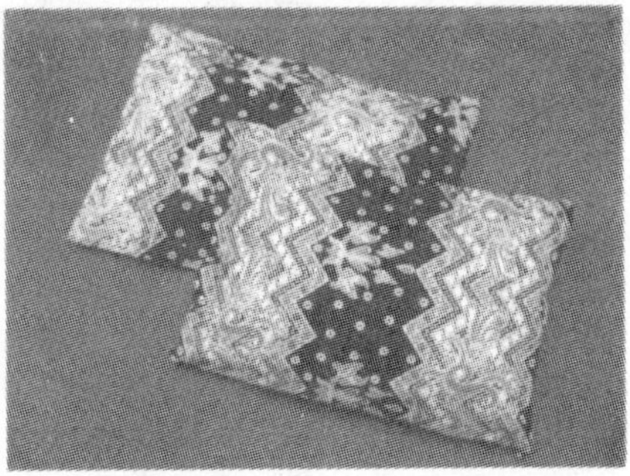

羽毛套子內裝1000℃以上高溫燒成的木炭，製成木炭枕頭。
遠紅外線效果可促進頸部血液循環，由於通氣性強，所以也有脫臭作用，木炭的負離子效果可促進體質呈弱鹼性。

後腦部的穴道

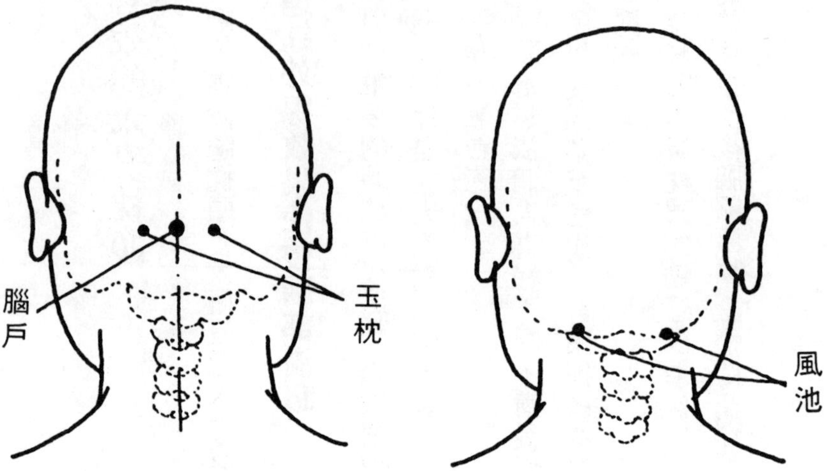

◉刺激後腦部穴道

木炭硬度適中，所以會對後腦產生適度的刺激。後腦部有風池、腦戶、玉枕等穴，刺激這些穴道可緩和失眠、頭痛、高血壓、眼、鼻各種症狀。

◉木炭枕防止氣喘發作

木炭枕非常具有效果。

有氣喘毛病的某位中年男性，訴說「清晨氣喘會發作，無法一覺到天明」，於是我建議他睡木炭枕，結果他表示已經一～二週沒發作了。

除此之外，「睡起來神清氣爽」、「立刻

熟睡」、「五十肩好多了」等等，也是木炭枕的優點。

◉木炭枕的價格

木炭枕市價大約一萬至二萬日幣不等，這是依素材區分，或枕頭本身構造不同。

建議使用脚枕

木炭枕除了一般枕頭的機能之外，還有「親肌膚」的優點。尤其有效的是在腳部與頭部一樣使用「腳枕」，或腰部使用「腰枕」。

◉對於腰痛有效的脚枕

以前曾建議有慢性腰痛煩惱的男性，使用頭部與腳部枕頭，當他進行過各種治療法後，發覺這個方法最有效，症狀立刻減輕。

◉血液容易積在足部

「腳是第二個心臟」，對人類而言，腳部非常重要，人類的衰老也是從腳開始。即使頭、心臟還有元氣，但只要腳不能動，這個人就失去精氣了。

腳離心臟最遠，所以，血液最容易積在腳部。

常見嬰兒在喝牛奶時，雙腳不停地運動，這稱爲「喝牛奶運動，也是使血液循環的本能動作。「堆積」是指血液不循環，血液循環使人體溫熱，下半身或手腳冰冷，表示血液循環不順。

◉活動脚的血液

引力也有關係，腳部實際上很容易滯留血液。腳的血液流通，則會有更多血液在體內循環，換言之，就是使身體溫熱。

血液從上（頭）循環至下（腳），可促進血液的流通，藉此使氧及營養素遍及全身，不但能促進新陳代謝，更可增進全身健康。

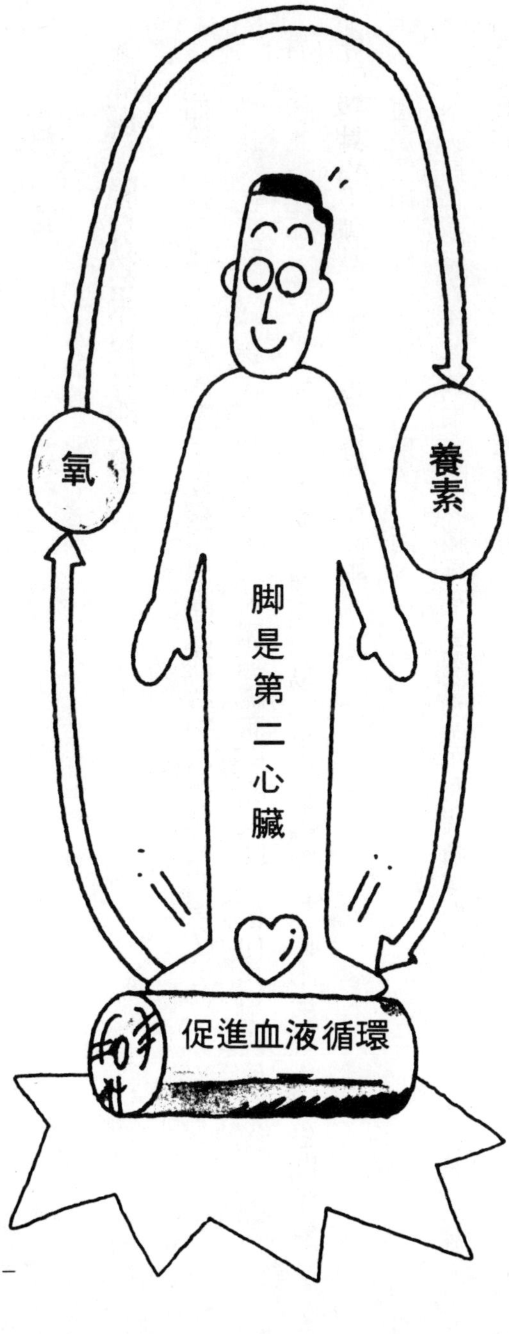
氧
養素
腳是第二心臟
促進血液循環

睡木炭墊

床鋪、枕頭，接下來是床墊。

◉除濕、脫臭效果良好的木炭

如第一章所述，木炭床墊是專爲睡眠障礙的老年人所開發的產品。

「我現在正照料臥病在床的親人，以前床鋪總有一股臭味，但使用木炭床墊後，臭氣消失許多。此外，病人久臥床上，血液循環容易不良，但開始利用木炭後，血色開始變好，寢具也不潮濕，本人也覺得比較舒服。」

這是使用木炭墊的朋友捎來的信函。

木炭具有極佳的除濕效果，所以寢具不會潮濕。而血液循環良好，是木炭負離子與陽性能源的效果，當然病人可以睡得更好。

關於除臭效果，對於使用木炭者進行問卷調查，回答效果爲「一〇〇％」。另外有近

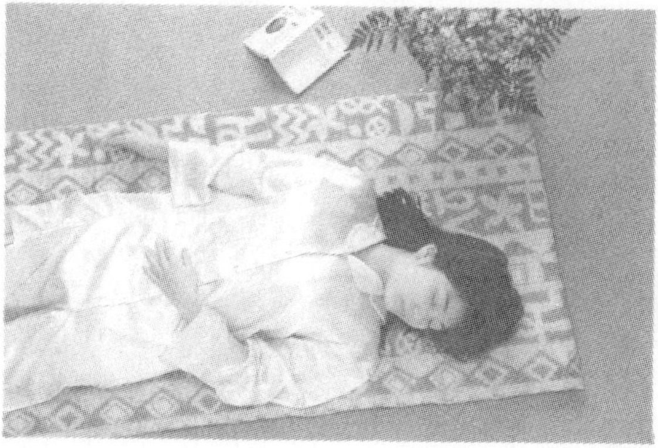

木炭墊

使用落葉松以1000℃以上高溫燒成的特別炭。肌膚觸感良好，遠紅外線效果也可保持身體溫熱，脫臭效果更是超群。

七〇%的人回答「好睡多了」、「身體感覺溫熱」，也有人表示「血壓變得正常了」。

◉木炭使睡眠舒適

日本已趨向高齡化社會，木炭床墊今後一定能擔負重任。

當然，對一般人而言，這種木炭床墊也確實是使用起來很舒服的製品。「木炭床很貴……」對於這些人，我建議你先用木炭床墊看看。

一星期風乾一次，除去多餘水分。

木炭床單

作畫期間的靈感製品「木炭床單」

將木炭壓碎，塞在紙內的製品就是「木炭床單」。

人在睡眠中，會流出一杯至二杯的汗水，如果使用此木炭床單，則可充分吸汗，保證你可以達到舒適睡眠的目的。

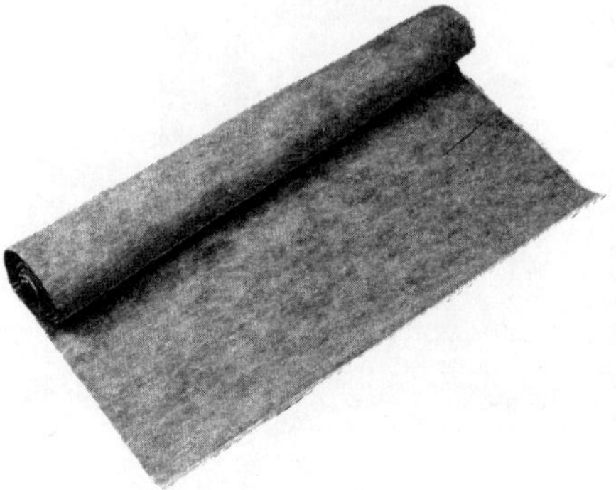

◉木炭床單

將約30％木炭粉（杉系的針葉樹以攝氏900度燒的炭）在生成階段，嵌入紙內，製成有凹凸、富通氣性的成型製品。

由於用靜電防止線縫製，所以不必擔心靜電。

因為是紙製，所以不可以水洗，必須一星期風乾一次保持乾燥。

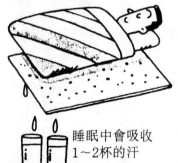

將「木炭床單」
鋪在榻榻米下也很有效

「木炭床單」與其說是寢具，倒不如當成建築資材，放在榻榻米下方以防壁蝨。

一般家庭的榻榻米均含大量水分，所以冬寒夏熱，是壁蝨的絕佳住所。

但鋪上一層木炭床單後，就可以吸收水分，不但防壁蝨，而且防霉。

當然也可以消除霉菌的惡臭。

除此之外，放在衣櫥內當除濕、防蟲、除臭劑也很有效。鋪在牆壁或天花板，則普通衣櫥就成了「完全防備」的衣櫥。

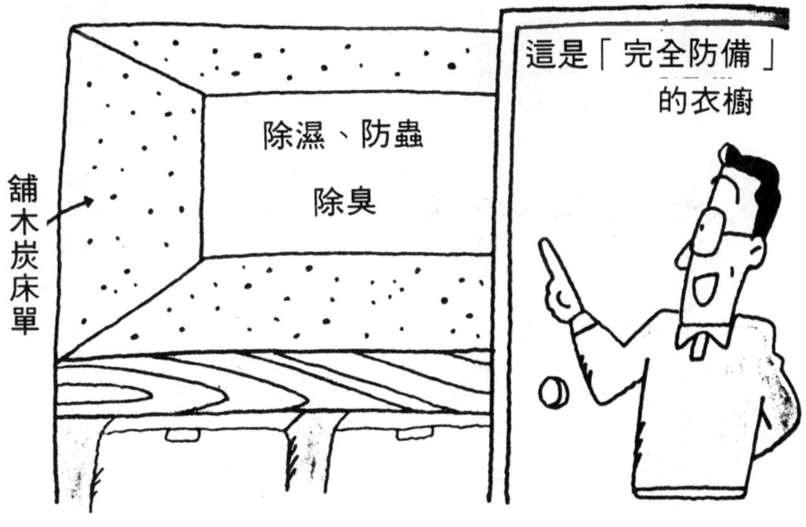

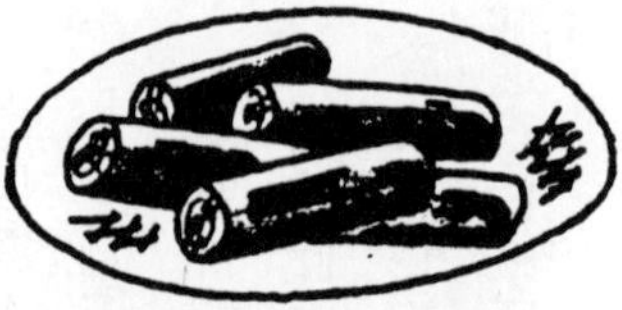

利用木炭製造舒適的居住環境

在房屋一角放置「炭」

「到醫院探病，好疲倦喲！」

你是不是有這種經驗？或者——

「一直待在家裡，總是提不起勁。」

與其他動物比較起來，人是很纖細的生物，容易受周圍環境影響。

在惡劣環境中受惡劣影響，不但肉體，連精神也受到損傷。

◉在各角落放木炭創造健康生活

木炭是充滿能源的物質，可以使人打起精神，沐浴、飲食、睡眠用是最佳方法，但如

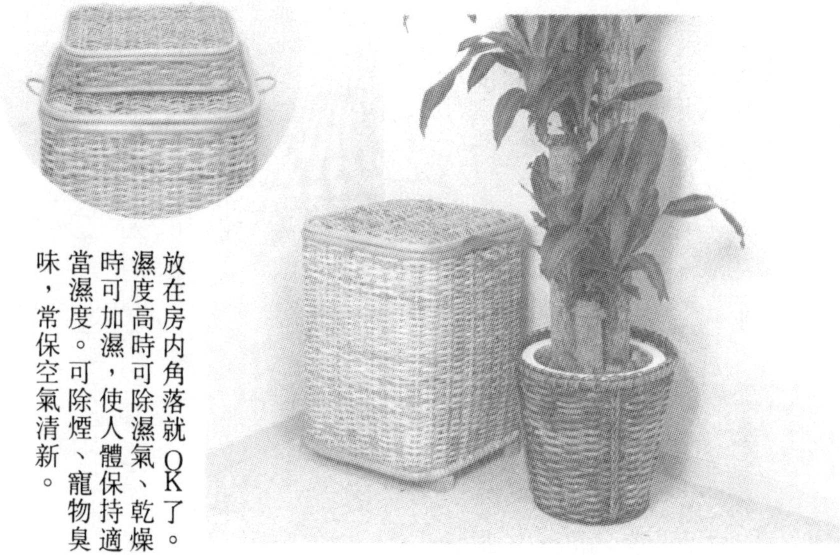

放在房內角落就OK了。濕度高時可除濕氣、乾燥時可加濕，使人體保持適當濕度。可除煙、寵物臭味，常保空氣清新。

果能一天二十四小時都接觸不是更好嗎？

在這裡介紹「房屋角落放置木炭」法。

方法很簡單，就是將木炭放在藤籃內，然後置於屋內角落即可。除了藤籃之外，也可以利用竹、木材等不會損害木炭吸濕性的天然品。

◉木炭改善空調、氣氛

木炭可以恢復瘀血狀態，呈現健康狀態，同樣也能中和房屋的「沈澱」。

一是空氣。已經說過木炭有許多小孔，這些孔可以吸收空氣中的污穢物質，對！也可以稱爲空氣清淨機，使你經常吸入乾淨空氣。

另一種是氣氛。「空氣不好」不單指空氣不好，也有屋內氣氛感覺不好的意思。這就是包含感情、言詞在內的人類生命能源，或從人體發出的「氣」沈澱的緣故。

產生沈澱便會使免疫作用降低、減低自淨作用，這已經在前面介紹過了。

「空氣不好」就是氣沈澱，造成房屋喪失自淨作用。換句話說，就是藉著放置木炭，從空調、氣氛兩方面改善「瘀血」。

◉使辦公室、居家明朗的自淨作用

介紹某位企業家的故事。

這位男性繼承事業，一開始覺得公司氣氛非常不和諧，員工各個表情灰暗。

「感覺空氣、氣氛眞糟糕！」

但自己想振奮起來革新一番，卻總有伸展不開之感，正在煩惱之時，認識了木炭。

一開始倒不怎麼特別在意，只想「讓空氣好一點」，於是在辦公室四周放置木炭，結果陸續從來訪者口中聽見「你們公司氣氛眞好！」「感覺好舒服啊！」之類的讚美話。

「是木炭的功效！」有了這層領悟後，他接著在經營的餐廳內放置木炭，結果客人比

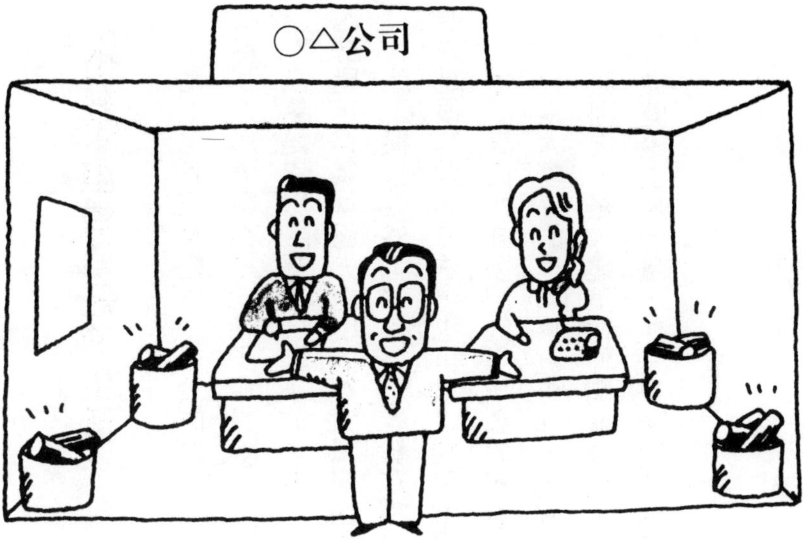

以前增加，伙計們工作也比以前有勁、富協調性。不用說，這位老闆從此成了木炭迷。

諸如「家中明朗」、「辦公室沈悶氣氛消失」之類的例子不勝枚舉，這全是木炭的自淨作用造成的結果。

不但空氣清新，氣氛也開朗，能喚回已經停滯的活力。

希望各位不要放棄這種效果，積極活用木炭。讀者中大概有「是不是到了倦怠期？」的人吧！不妨在屋內放置木炭，重新尋回新鮮感。

［註］：置放房屋四角落

量多效果好，六坪大空間至少一個角落放２公斤以上的木炭。

木炭除濕製造舒適生活

是不是有這種經驗？一段時間忘了打開衣櫥讓空氣流通，棉被就感覺濕濕的、衣服也長霉了，或者鞋櫃裡的鞋子發臭。

濕氣是衣服、棉被、鞋子的大敵。木造屋的木頭可以吸收濕氣，但高樓大廈等鋼筋水泥房屋，濕氣就沒去處了，結果只好由衣服、棉被等吸收濕氣。

除了棉被之外，你需要一些具有吸濕效果的東西，前面介紹過的「木炭床單」鋪在衣櫥內是很有效的方法，也可以直接將木炭擺在衣櫥內。

木炭表面的許多洞穴可以吸收濕氣。

公寓大廈等的濕氣無處可逃，尤其容易在衣櫥內長黴菌，縮短整間房屋的壽命。

原因之一是，建築物外側部分防水完全，但防了雨卻無法使室內濕氣排出。

從健康上來考量，住是很重要的問題，木炭不僅保護人體健康，也可保持房屋堅固。

木炭除濕效果創造舒適生活

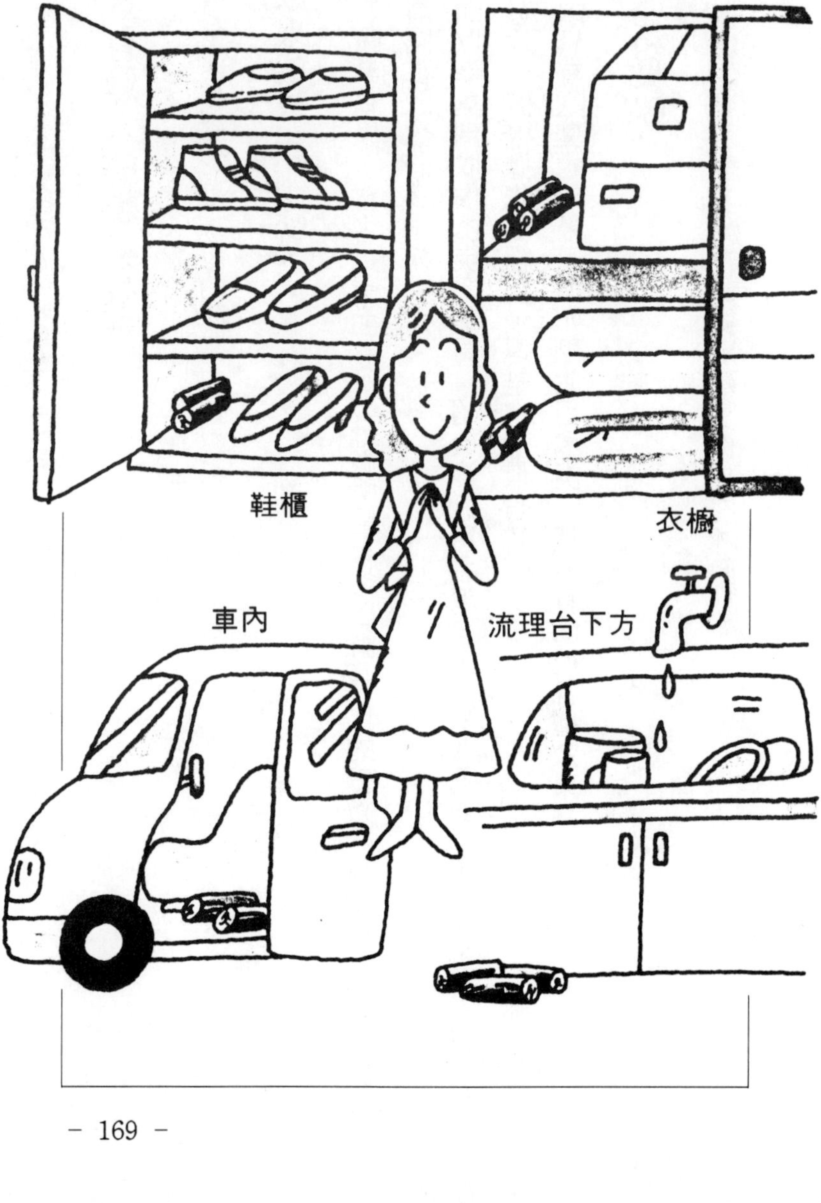

木炭具有驚人的脫臭效果

另一項無法忽略的是木炭的除臭力。

◉自古以來就被用來除臭

木炭的除臭效果，自古以來即受日本人所重視，室町時代的雪隱（廁所）、數寄屋（客廳）周圍都放置許多木炭。

現代則以除臭劑取代木炭，藥局、超市等日用品專櫃，擺了許多種類的除臭劑。這些產品確實有效，但根據我的經驗，還是木炭最有效。

除臭劑只有除臭的效果，但如果使用木炭，就還有前述各種效果。

◉去除冰箱臭味

放置木炭的場所很多，在此特別建議你放在冰箱。

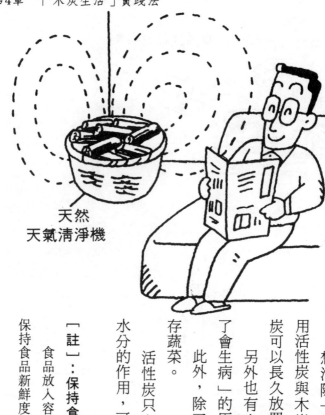

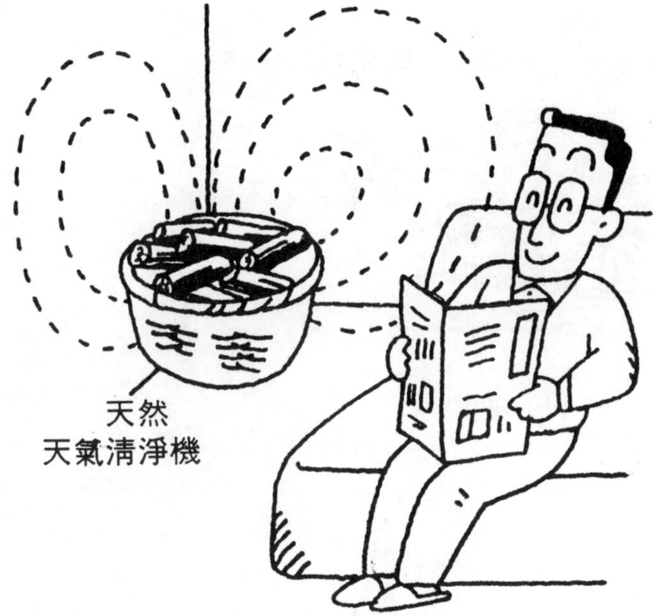

想消除一打開冰箱的那股怪味道，可以使用活性炭與木炭，但活性炭的壽命短，只有木炭可以長久放置。

另外也有人因爲「冰箱內的蔬果放久後吃了會生病」的原因，而愛用木炭。

此外，除了臭味，冰箱中乾燥，不適合保存蔬菜。

活性炭只有吸濕作用，但木炭還具有放出水分的作用，可使蔬菜保持水分。

〔註〕：保持食品新鮮度

食品放入容器內，然後在最上層擺竹籃及木炭，保持食品新鮮度。

當做冰箱脫臭劑

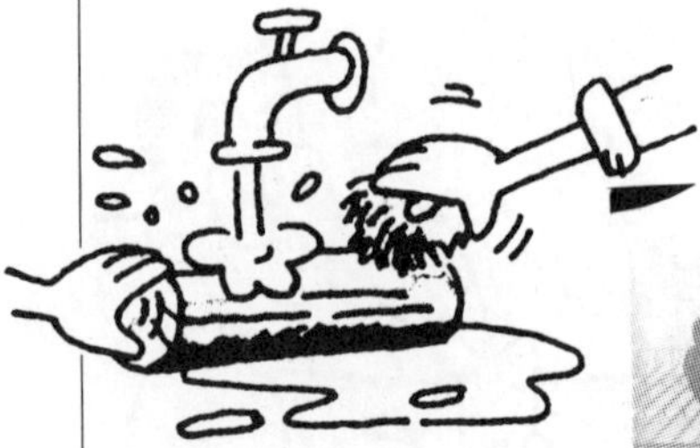

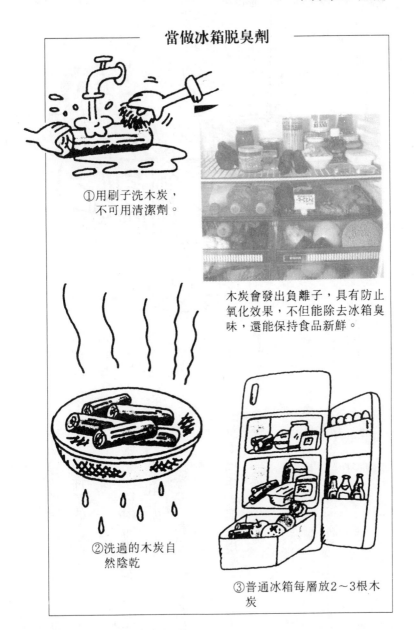

①用刷子洗木炭，
不可用清潔劑。

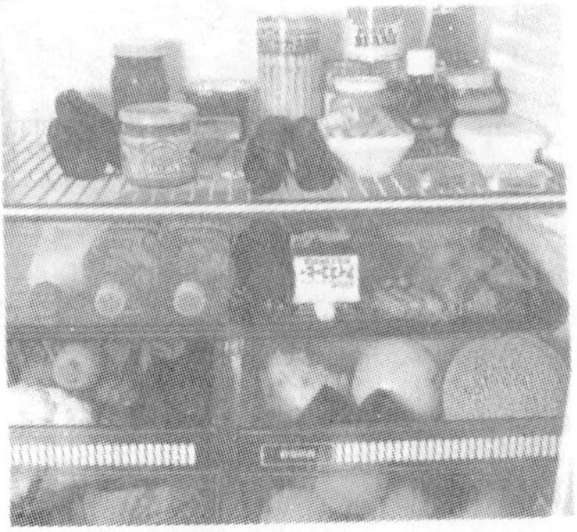

木炭會發出負離子，具有防止氧化效果，不但能除去冰箱臭味，還能保持食品新鮮。

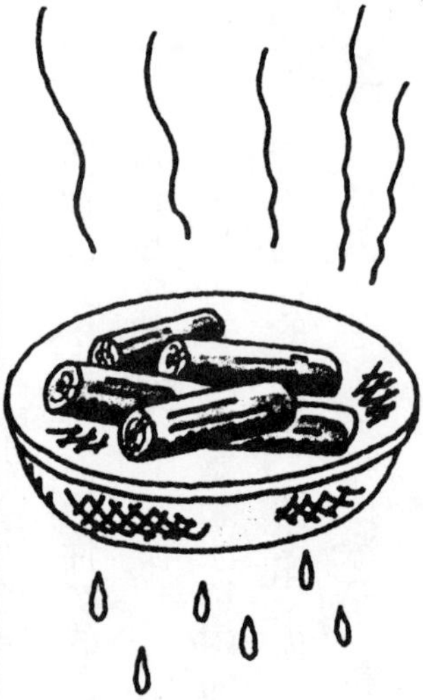

②洗過的木炭自
然陰乾

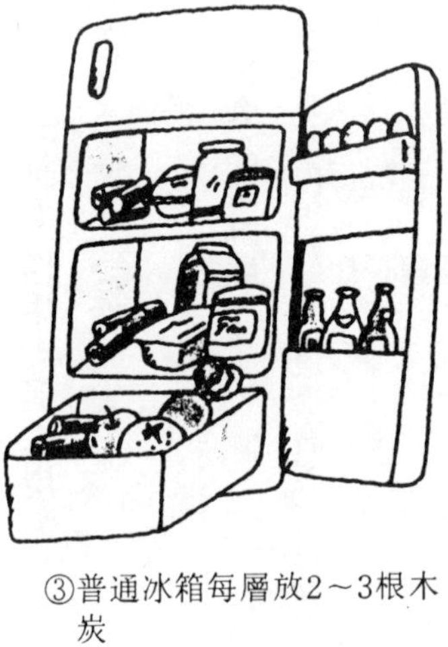

③普通冰箱每層放2～3根木
炭

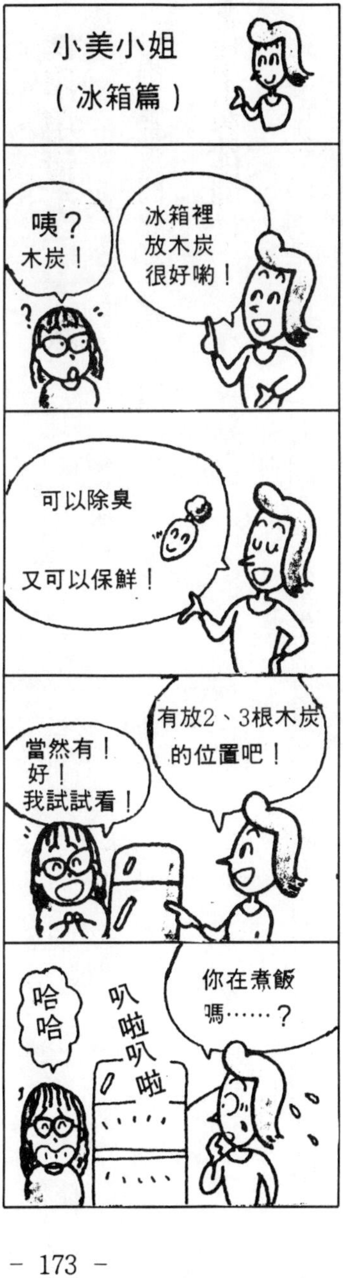
小美小姐
（冰箱篇）
咦？
木炭！
冰箱裡
放木炭
很好喲！
可以除臭
又可以保鮮！
當然有！
好！
我試試看！
有放2、3根木炭
的位置吧！
哈哈
叭啦叭啦
你在煮飯
嗎……？

浴室內

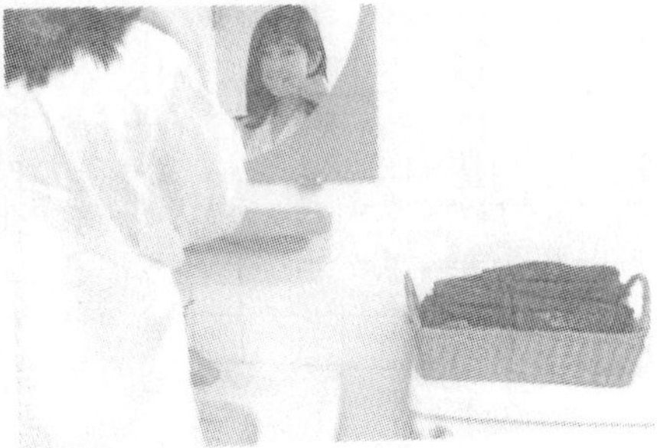

除臭有效。
浴室是一天生活的開始，爲了充滿活力的一天，放置木炭可產生能源！

這些場所除臭用

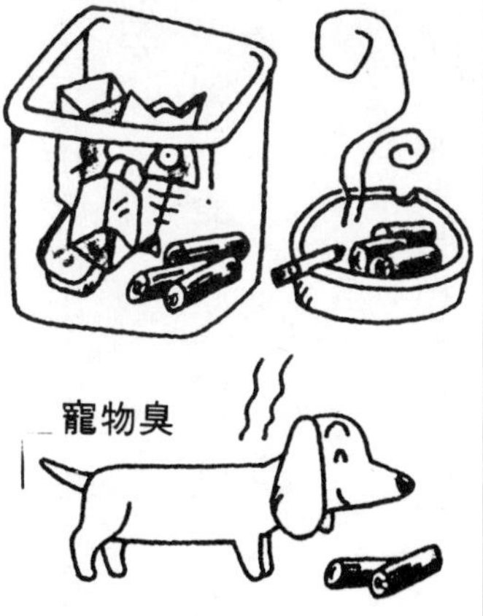
食物殘渣筒
煙灰缸
寵物臭

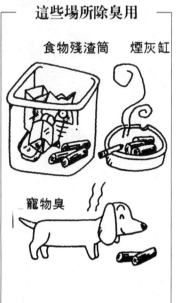

使環境清潔的木炭

現在嚴重問題之一是河川的污染。

◉用木炭洗濯!?

工廠排放污水是污染的一大原因，但日常生活更是大量排水。廚房、洗衣機等排出含有洗潔劑的水，浴室排出的水也含有肥皂、洗髮精等。

都市的下水道設備完善，所以生活排水很少就這麼直接排入河川，但小地方很多排水管就直接與河川連接，再這樣下去，清潔的河川早晚要死光。

那該怎麼辦呢?難道不洗衣、不洗碗、不洗澡嗎?怎麼可能!於是只好以無害物代替有害物，而木炭就是最佳選擇。

「用木炭洗衣服?那不是黑鴉鴉一片嗎?」

嗯!如果這樣當然要擔心，可是關於這一點，你放心，絕對是白皙皙的衣服。如果要

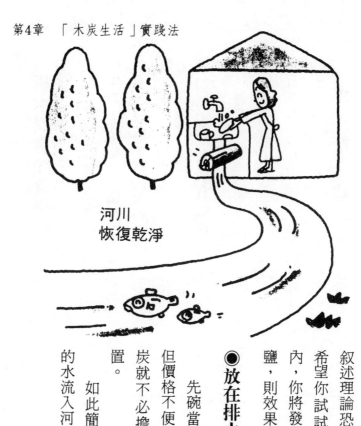

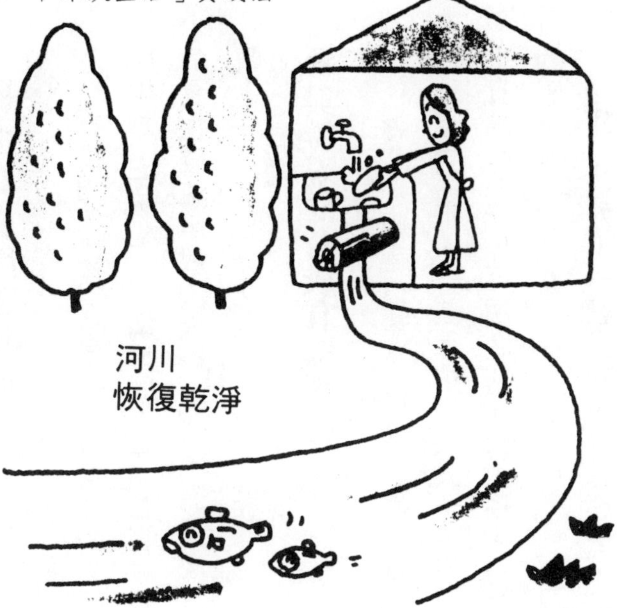

敘述理論恐怕得寫好幾頁，因此在此省略，但希望你試試看，放二、三根木炭進入洗衣水內，你將發現衣服污物都掉了，如果再加一匙鹽，則效果更好。

◉放在排水口淨化排水

先碗當然得用洗潔劑，最好是用天然品，但價格不便宜……，這時候如果在排水口放木炭就不必擔心了，可以用舊襪子包裹起來放置。

如此簡單的工夫可以淨化排水，使淨化過的水流入河川。

用木炭處理食物殘渣

我接到一位住在東北地方女性的來函。信中提到：「有一小片家庭菜園，在家庭製造出的食物殘渣中放入木炭，成了品質優良的堆肥。」

◉與粉炭混合成有機肥料

剩菜、爛蔬菜葉、蛋殼、魚骨等食物殘渣，一般都市人多裝入垃圾袋丟棄，但這實在是資源的浪費，可用之物完全使用才是對大地的感謝。

都市以外，一般食物殘渣處理法，可將其

食物殘渣處理法

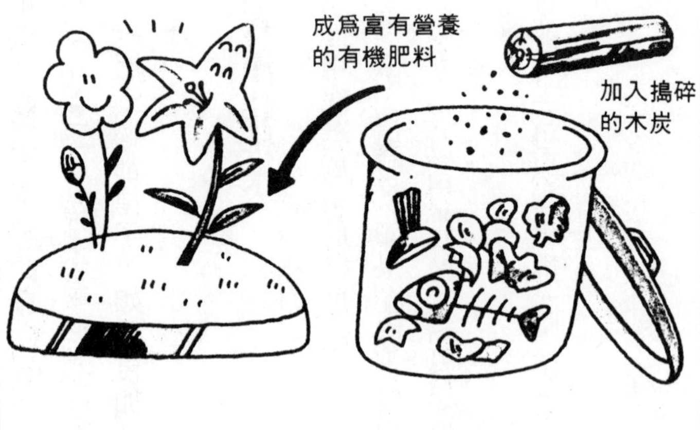

埋在土中，等待菌苗分解，這時候如果與木炭混合，將可使分解效果更佳。方法很簡單，可將食物殘渣放入樹脂桶內，再加入約垃圾量一〇%的粉炭混合密封即可。

◉消除食物殘渣的臭味

木炭洞穴中住了許多微生物，這些微生物可以分解食物殘渣，夏天四、五天，冬天二週左右，食物殘渣就被分解完畢，當然，木炭也可以抑制食物殘渣的臭氣及二氧化碳。

這種堆肥還原於土壤，就成了富有營養的有機肥料，與蔬菜培育不同。

只要花點工夫，就可將食物殘渣再利用。

[註]：最徵用於土壤改良

煮過、洗澡過的木炭先別丟棄，可以搗碎埋在院子或稻田中改良土壤。

防止電磁波的木炭利用法

我們被「過剩」的電磁波所圍繞，行動電話、電視、個人電腦、文字處理機、電玩、微波爐等各種電器用品……，一切都含有電磁波。

這些過剩電磁波有害人體已如前述，會刺激人體、使人體發熱、造成人體內水分的溫度上升。這種現象是疾病的誘因。但在肉眼看不見、電磁波發生源不特定的狀況下，往往在不知不覺中，全身就沐浴在電磁波當中，眞可謂「處於電磁波魔掌中」。

◉利用木炭驅離

但高科技機器產生的有害電磁波，也敵不過人類長期以來智慧的結晶。將木炭放在通風性良好的籠子內，一個籠子至少二公斤木炭，然後在屋內四個角落各放一個籠子，否則至少也應對角線放置二個木炭籠子，以遮蔽過剩的電磁波。

關於木炭遮蔽電磁波的效果，有這麼一個例子。根據一位從事電腦工作的朋友表示，在機器旁放四、五根粗木炭，結果疲勞感完全消除。

另外，有位男性的眼睛疲勞症狀減輕許多。社會高科技化是無法避免的現象，而機器與木炭組合出售的日子也不遠了。

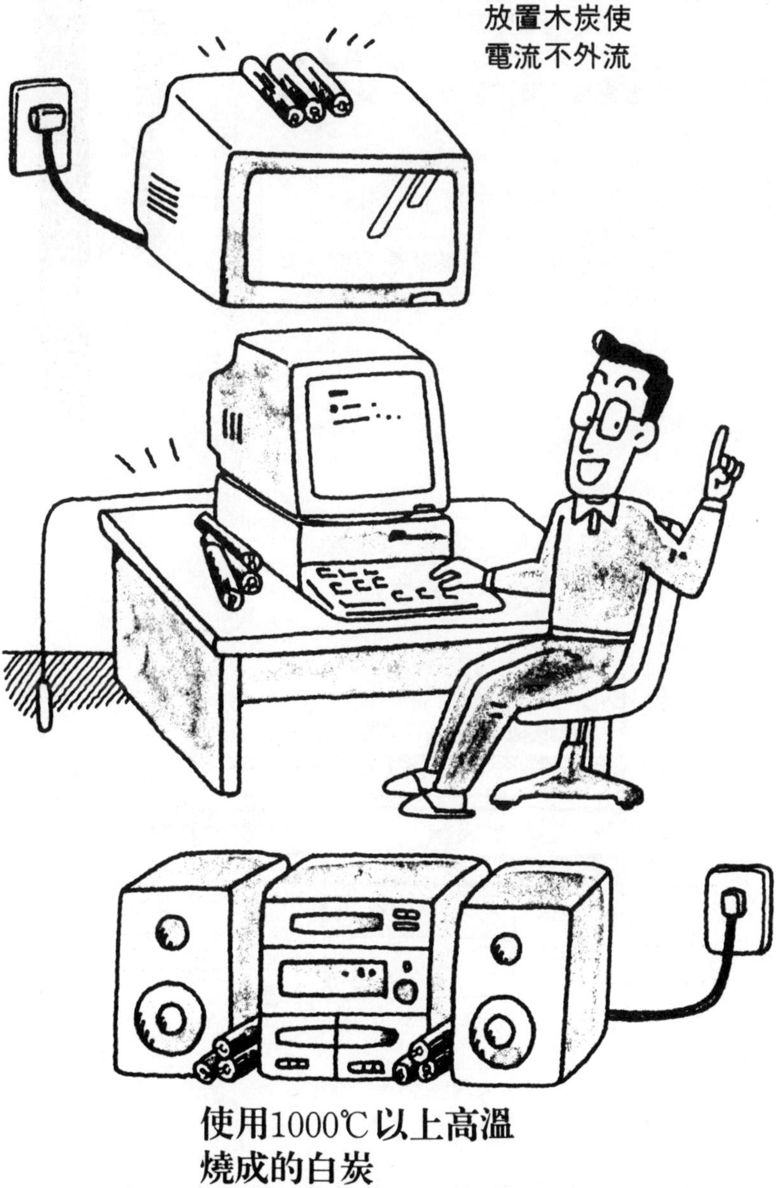
放置木炭使
電流不外流
使用1000℃以上高溫
燒成的白炭

在地板下舖木炭

在地板下舖木炭，是最有效的健康法。

木炭具有這些效果

1 防止房屋濕氣及地上、地下結露。
2 藉著濕度下降，防壁蝨、黴菌等蟲害。
3 防地板被腐蝕，增加屋齡。
4 具有脫臭效果，驅除有害細菌。
5 淨化空氣。
6 因濕氣被排除，所以夏季涼爽。又木炭具有保溫效果，所以冬季溫暖。

地下板舖木炭

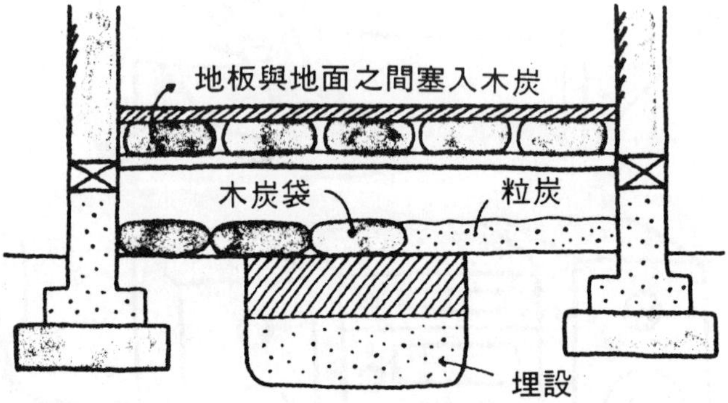

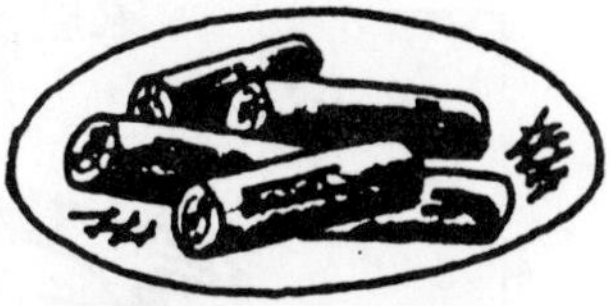

木炭帶來健康生活

木炭能淨化水質

你是不是聽過這種聲音？

「自來水好混濁，眞沒辦法！」

「自來水很危險！」

除此之外還有其他關於自來水的抱怨聲音。的確，漂白粉、氯等臭味，會使用者覺得不舒服，其中更有致癌物質三氯甲烷的存在。

◉安全味美的礦物質水

市面上淨水器品牌相當多，水是生活不可或缺的東西，因此受到大眾關心。市面上也

家庭使用的木炭淨水法點

淨水法1

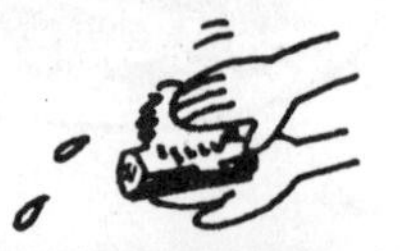

① 用刷子將備長炭洗乾淨（不要用清潔劑）。

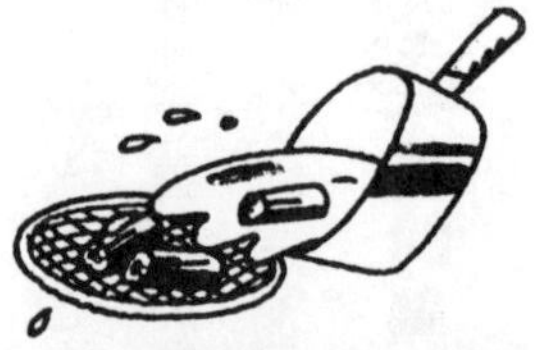

② 放15分鐘煮沸消毒後，放在網架上冷卻。

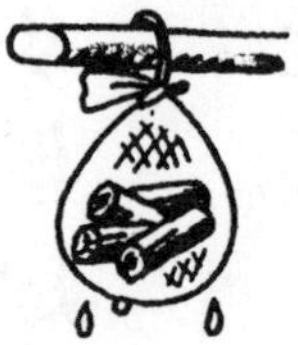

③ 用網袋裝起來使其充分乾燥。

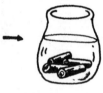

④ 在2ℓ 的水中放200～300g 木炭，泡2天。

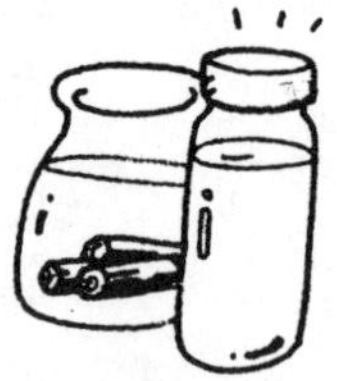

⑤ 將淨化過的水裝入其他容器內，水瓶中加滿自來水。

淨水法2

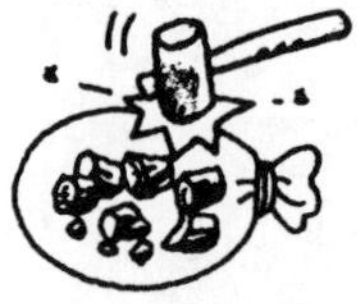

① 將備長炭搗碎如米粒般大小，裝入袋內。

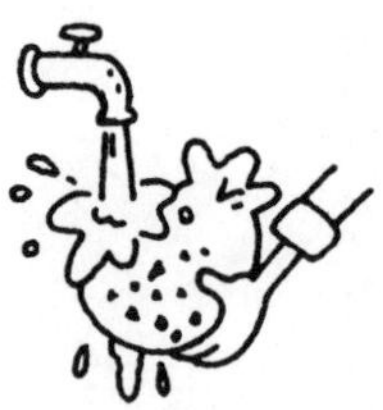

② 連袋子一起清洗至不黑爲止。

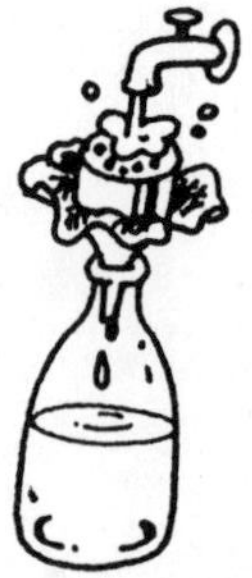

③ 將洗過的木炭用紗布包裹放在水籠頭下當漏斗。

有出售以木炭爲內部構造的淨水器。

淨水、殺菌效果以備長炭最有效。備長炭會吸氯、漂白粉、三氯甲烷，洞穴中的微生物將其淨化，同時備長炭中所含的礦物質溶解出來，成爲安全又美味的礦物質水。

利用範圍廣的木炭淨水法

木炭淨化法可以使水變得美味可口，這是許多人的經驗。

◉使茶味甜美

有位舞蹈家是木炭淨化水迷，她經常在水壺中放白炭，並用此水泡茶。

「我家現在用井水，井水富含鐵質，適度的礦物對身體有益，但我家的水往往因爲鐵含量的關係，泡不出美味的茶。

於是我加入木炭，木炭吸水中的鐵，使得茶的甜美味道流出。聽見每個人說：『老師泡的茶好香好甜喲！』我心中就有說不出的愉快。」

◉使花瓶中的花嬌嫩

住在千葉縣的一位家庭主婦，從電視上得知木炭的效果，於是在家中配置木炭，並在花瓶內也加入木炭。本來以爲花瓶內的水會腐敗。

結果不但水不會發出臭味，花也更持久。

這位主婦感慨道：「水的生命宿於花朵上，花也滿心歡喜。」的確，喚回水的威力，就等於把花的生命也喚回來了。

◉木炭淨化河川

最近常見利用木炭淨化河川的例子。

多摩川某支流旁的城市，因生活排水污染河川，以致發生惡臭、孳生蚊蟲而苦惱不已。

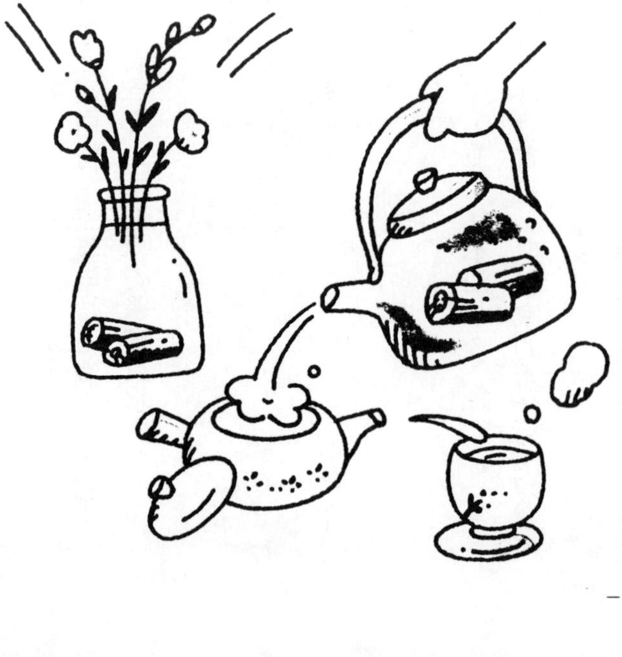

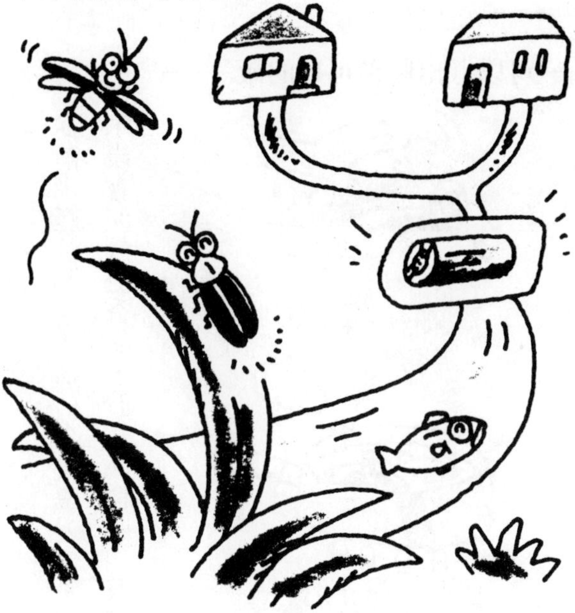

當地主婦於是展開木炭運動，將木炭搗碎裝入袋中，置於生活排水管道中。

惡臭漸漸消失，二、三年之後，石斑魚開始產卵，螢火蟲也在夏天裡飛來飛去。

另外，福岡市郊外的久山町，是一個利用木炭淨化生活排水的城市，流入河川的水均無色無臭。

［註］：泡麥茶不同方法

麥茶與木炭不可一起放入，因爲木炭會吸附麥茶的成分，難以淨化水。

利用木炭煮香噴噴的飯

從前米產量不足，進口米大舉入侵，那時候日本人不習慣吃進口米，於是流傳在米中添加木炭會使飯更香甜，於是燃料店一家家地開。

可以煮出膨鬆可口的飯

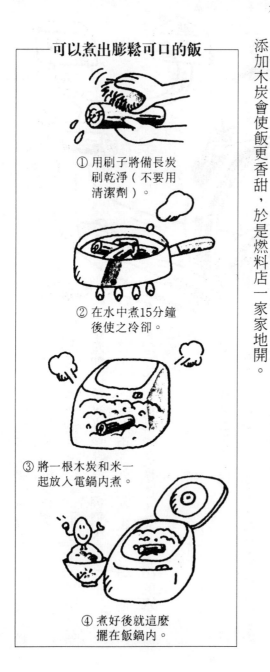

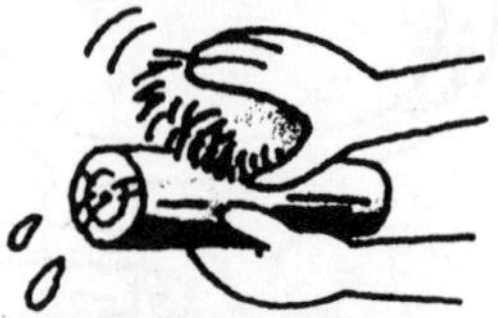

① 用刷子將備長炭刷乾淨（不要用清潔劑）。

② 在水中煮15分鐘後使之冷卻。

③ 將一根木炭和米一起放入電鍋內煮。

④ 煮好後就這麼擺在飯鍋內。

◉煮出來的飯柔軟而膨鬆

不限於進口米，其實只要在煮飯時加入木炭，就可以使飯更香甜可口，這除了木炭所放出來的遠紅外線效果傳到所有米粒之外，也有研磨水圓形運動的效果。

有殼的糙米煮起來更香，二級米煮起來變成一級米，一級米則更甘甜。

時常會聽見有人懷疑，「飯不會變成黑色嗎？」煮沸後的備長炭和「石頭」一樣，黑石頭怎麼會流出黑色的水呢？

◉木炭能源創造元氣

有位食品加工公司的老闆聽了我的建議後，便在員工餐廳實踐「用木炭煮飯」，員工們均表示「飯好香」，不久後更表示「加班也不覺得累」，在米中加炭煮飯，的確可培養元氣。

有便當業者以木炭煮飯後，生意大增，我也接到他「忙得不可開交」的信函。

〔註〕：防止飯變黃

飯煮好後在飯鍋中放一些木炭，木炭可以防止氧化，消除保溫時的臭味及防止飯變黃。

〔註〕：煮飯用木炭處理法

煮飯用的木炭約三個月更新一次。其他用途使用的木炭與料理用木炭請分開使用。

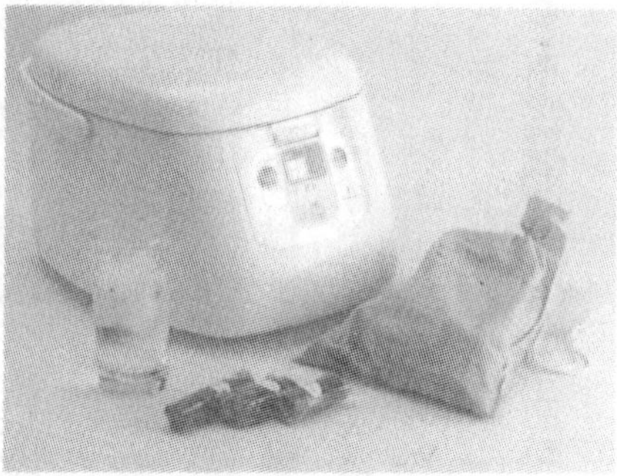

煮飯、淨化水用的木炭
與沐浴用的袋裝木炭。

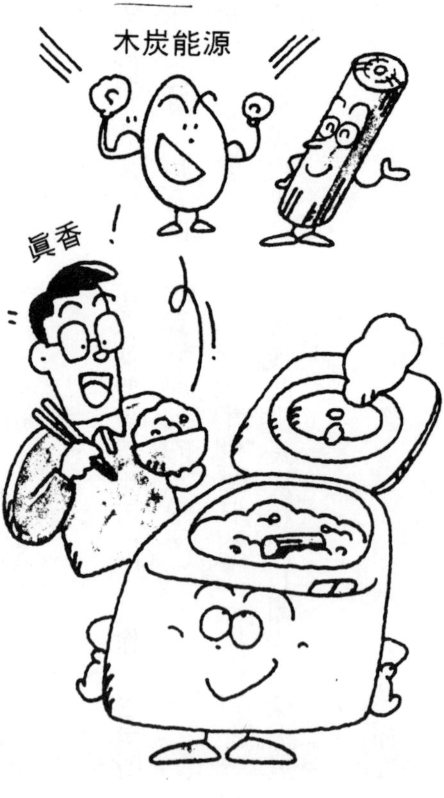

可活用於各種料理的木炭

我曾經教一位家庭主婦用木炭烹飪，「烹飪時將木炭一起下鍋，不但可以防止食物變老，還可以保持新鮮，營養也不流失、對身體很有好處」。

「可是，菜不會變黑嗎……」

放心，木炭本身不會溶於水，所以不必擔心煮出來的菜變黑。

◉食物香酥、油乾淨

木炭是可活用於各種料理的材料，例如天婦羅，我教先前那位主婦將木炭放入油鍋內，

炸天婦羅鬆又脆

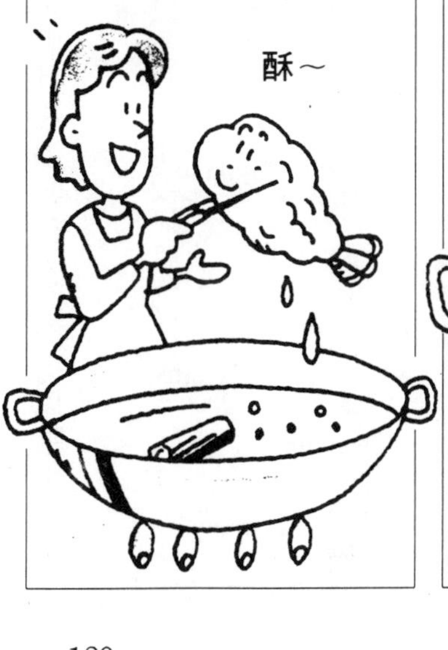

防止食物變老

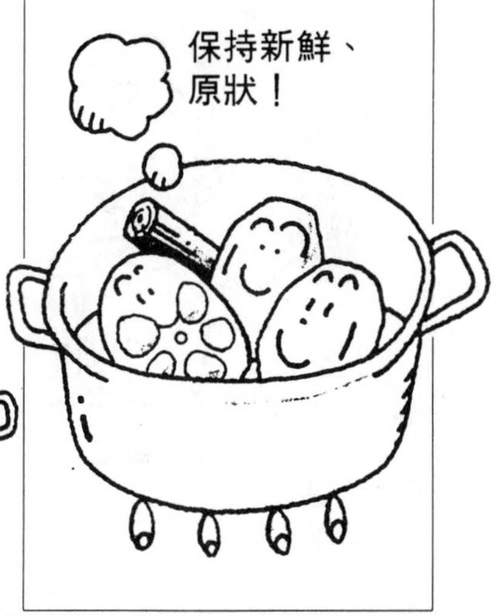

煎炸天婦羅，結果她表示：「炸出來的天婦羅香酥，而且油很乾淨，眞不可思議！」

其實這沒什麼，只是木炭本來的作用罷了。

香酥是遠紅外線的效果，油乾淨是因爲木炭有很多孔，能吸附異物之故。

◉醃梅乾很可口

埼玉縣一位女性告訴我另一種木炭使用法，「將木炭和梅子一起放置，木炭可調節鹽氣，醃出來的梅乾又香又甘」。

調節醃梅的鹽度

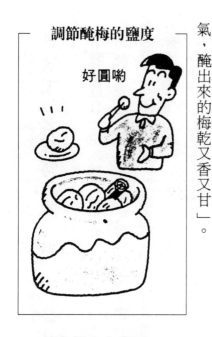

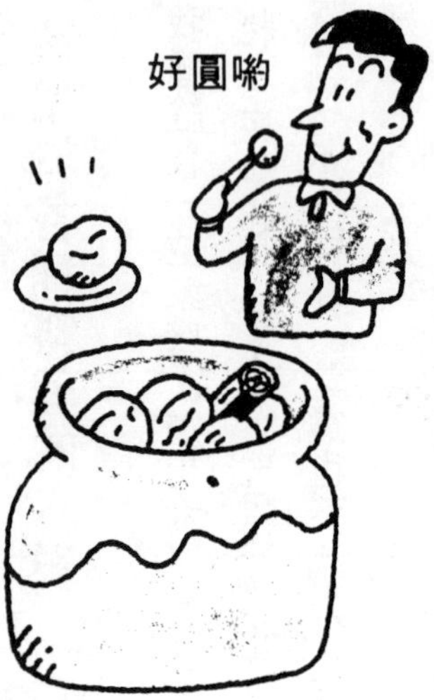

灑在飯上也很好！

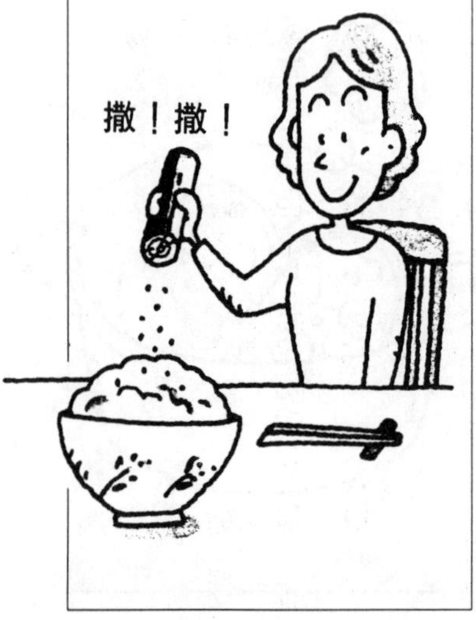

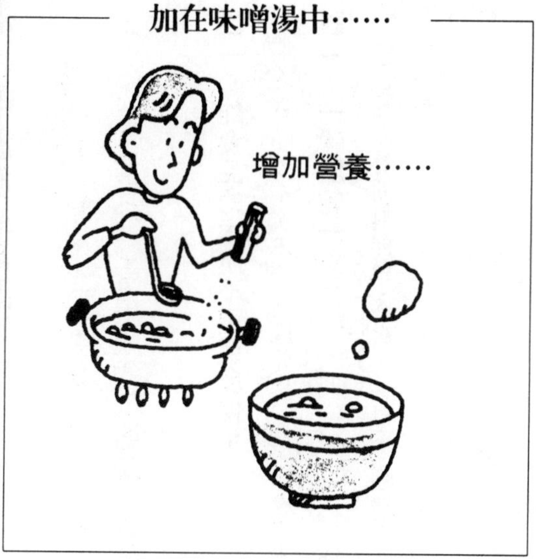

◉增加食物營養

從木炭與料理的關係而言，直接吃木炭也是一個不錯的方法。但不是就這麼啃著吃，這樣可會把牙齒折斷，而是像灑鹽一樣地灑在飯上、味噌湯內，直接從料理中食用木炭。

木炭本身無臭無味，所以不會遮蓋住食物的味道，還可提高營養度。

◉不必擔心癌症

魚、肉等具有發癌性，如果在料理中使用木炭，是不是有危險呢？這一點請放心。

魚、肉的場合，蛋白質碳化的確很危險，因爲與人的蛋白質融合，會造成異常增殖細胞，但木炭是異質品，不會融合。木炭是礦物質的塊，所以不會成爲負面要因。

實際上，自古即有胃腸不適即服木炭粉的方法，昆布根的炭更是被用來當做赤痢等的特效藥。

◉使用中溫炭或高溫炭

必須注意的是，至少要使用六〇〇度以上的中溫炭或高溫炭。

二〇〇～三〇〇度燒成的低溫炭，會附著於胃壁，反而有危險，應該避免。

［註］：炸食品的木炭不可再度使用

炸過食品的木炭不可再度使用，所以應埋在土中當土壤改良。

［註］：一週風乾一次

炸食品以外的料理用木炭，一星期應清洗一次（不要用清潔劑）、風乾一次，約三個月更新一次。

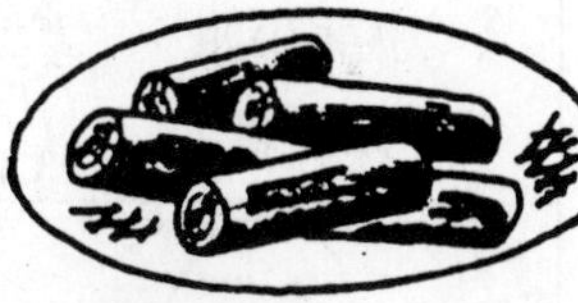

利用木炭健康入浴

木炭浴使身體溫熱

前章提到過，泡木炭浴使身體血液循環良好，此處更具體向各位介紹。

◉在入浴中假寐很危險

一般而言，沐浴對人體的效果有如下表所記三項效果。

這三項效果不論生理上、精神上均佳。

沐浴對身體的三種效果

❶ 溫熱	40度～43度的水溫可以促進血液循環。
❷ 水壓	本身具有按摩效果。
❸ 浮力	使身體變輕，所以可達到放鬆目的，使身心感覺舒服。

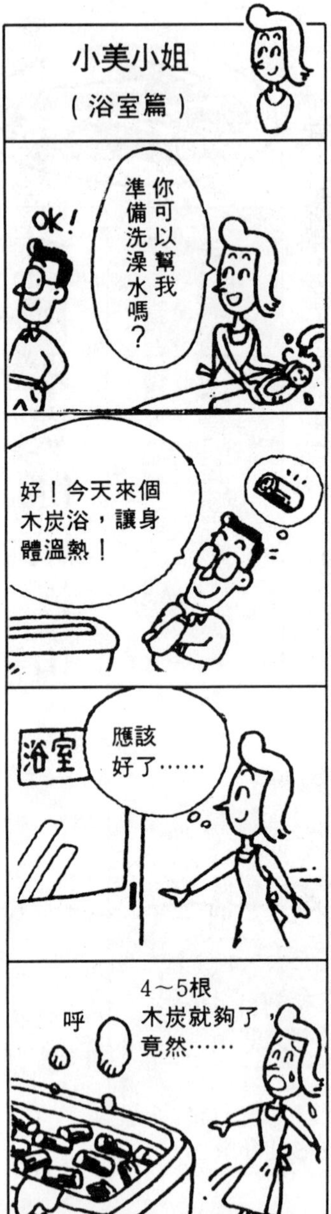
小美小姐
（浴室篇）
你可以幫我準備洗澡水嗎？
OK!
好！今天來個木炭浴，讓身體溫熱！
浴室
應該好了……
呼
4～5根木炭就夠了，竟然……

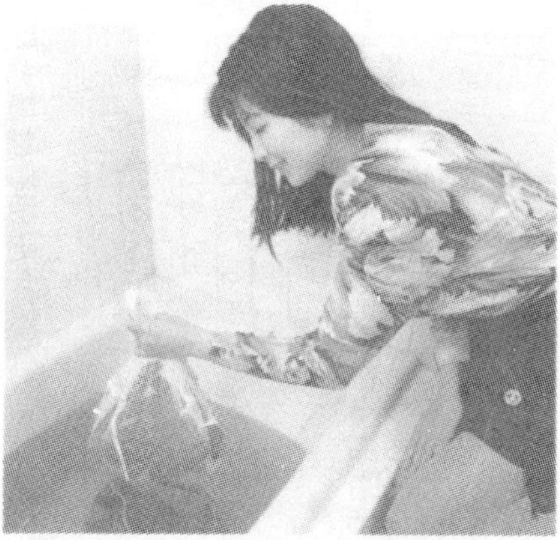

對美容與健康有效的木炭浴

將1.5g 的木炭裝在袋子裡後放入浴缸內。如此可使身身體溫熱、促進血液循環。也可使肌膚光滑。

但平常一回到家後就進入浴室很舒服，可是對心臟弱的人而言，卻有危險。

因爲一般自來水在溫度高時，水中的氯會成爲氯氣，因此在泡熱水澡時便吸入這些氯氣，危害身體健康。

但只要有效利用沐浴效果，則沐浴只會對健康、美容有利，不會有負面效果。

◉對美容與健康有利的木炭浴

請務必使用「白炭」這種堅硬木炭，分量依浴缸容積而言，一般家庭至少需要一・五公斤。盡量準備二份，每週交替使用，不用的那一份洗乾淨後風乾，將使效果更持久。

洗木炭時絕對不可以用清潔劑。

〔註〕：浴室用木炭更換時期

一星期換洗一袋木炭，洗過後陰乾。三個月左右更換新炭。

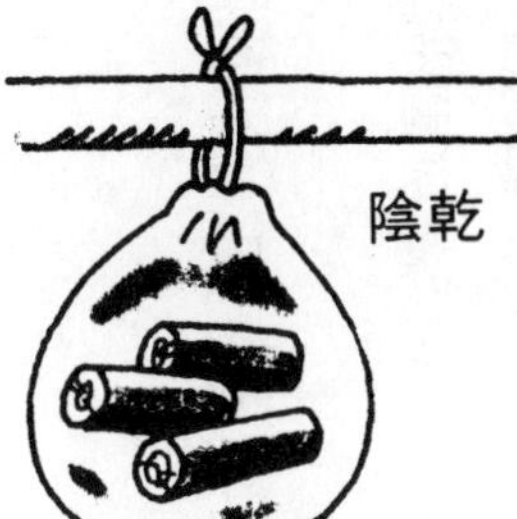

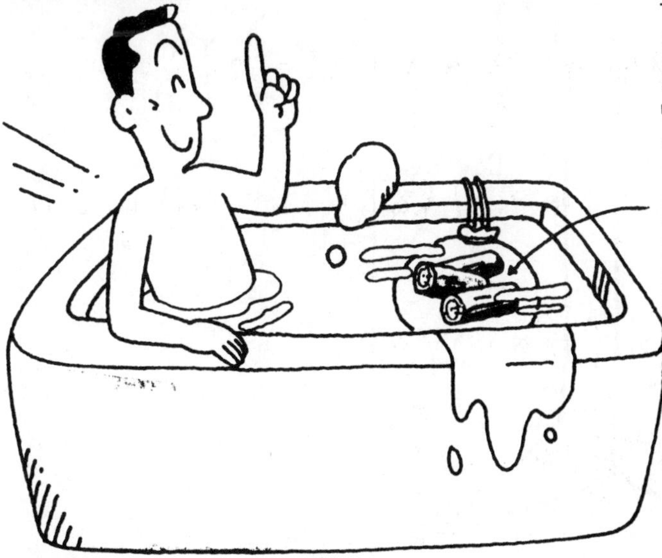

虛冷體質進行「半身浴」

身體、手腳冰冷在東方醫學上稱爲「寒邪」，「冷」是許多疾病的原因。

成人平均體溫爲上半身（肚臍以上稱上半身、肚臍以下稱下半身）三十七度、腳底三十一度，上下相差六度。有人即使在夏天也要穿著保暖的褲子、襪子才睡得著。

上半身與下半身體溫差十度時，就是不得了的「疾病」了，身體「寒冷」是許多疾病的原因。「冷」並不只是身體表面，如果從體內開始冷起，就無法健康長壽地生存。

木炭能發揮消除寒冷症狀的威力，尤其有效的是「半身浴」。

上半身與下半身體溫相差10度以上就是「生病」了。

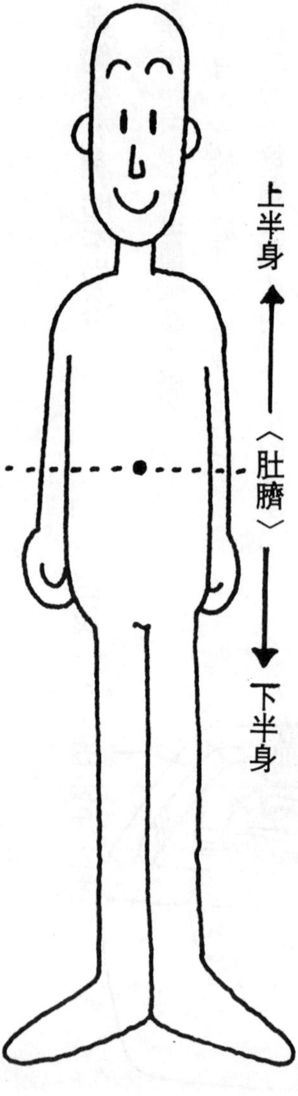

從身體內部溫熱的半身浴

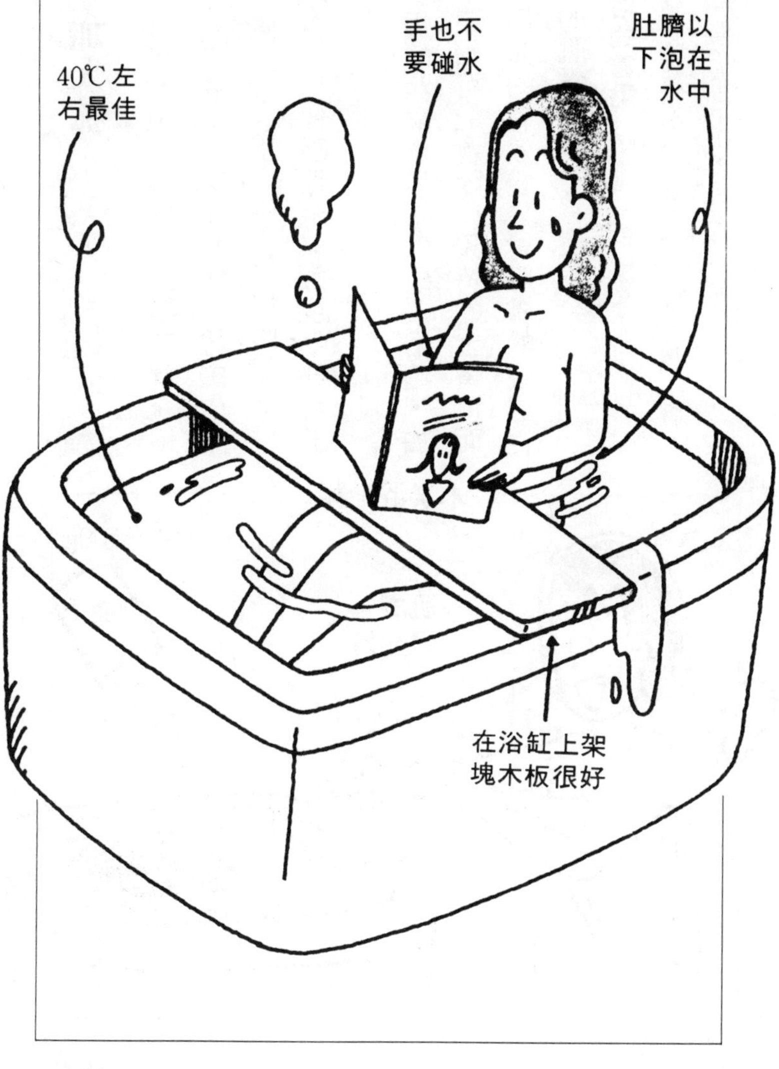
40℃左
右最佳
手也不
要碰水
肚臍以
下泡在
水中
在浴缸上架
塊木板很好

木炭浴中加入菰

泡木炭浴很好，如果能再加入第二章介紹過的菰，就更具有效果。如此會使身體由內開始向外溫熱，使汗早點排出，就算離開浴室後，汗也一直流，不會感覺冷，而且半身浴十五分鐘就可以看見效果。

請將飲食用的菰酵素粉末當成入浴劑，加在熱水中，一開始可能會因爲獨特的土黃色而出現排斥感。但菰的有效成分對肌膚的浸透性超群，會讓你的肌膚細膩，效果驚人。

［註］：木炭浴的重點

木炭袋在放水時就置入，等全家人洗完後，將木炭袋洗乾淨、風乾，至下次再用。

木炭浴＋菰

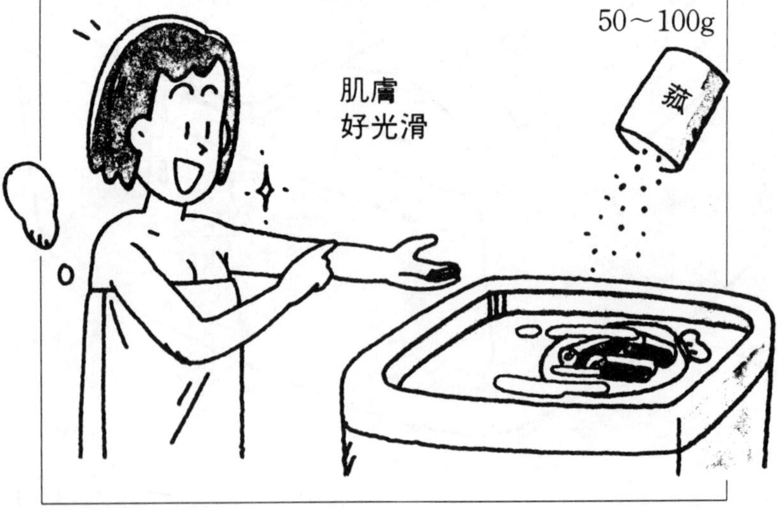

蓮蓬頭的水傷害頭髮及肌膚

在洗澡水中加入木炭，可以去除氯等傷害頭髮、肌膚的有害物質。但問題出在蓮蓬頭的水及熱水。「頭髮粗燥、分叉」、「肌膚緊繃」、「鼻子發癢」……。

出現這些症狀是由於水中所含的氯所致，好不容易利用木炭水泡澡，除去水中的氯，但卻又用蓮蓬頭沖洗身體、頭髮，使得木炭浴功虧一簣。

◉傷害肌膚的蓮蓬頭自來水

最近敏感肌膚患者增加，皮膚過敏、異位性肌膚者也激增，另外，頭髮、肌膚受傷的原因之一，是為了殺菌、消毒而大量使用氯所造成的。

在一百年前發明以氯處理自來水的美國，已經發表不少「有害的研究結果」。氯會與頭髮、肌膚的蛋白質結合，是造成頭髮脫落、斷裂、分叉、變色的原因。

尤其嬰兒最容易受影響，所以家庭注水口有殺菌作用的氯時，應除去。

敏感性肌膚、皮膚過敏的人，利用木炭沐浴，並仔細挑選適合肌膚的專用沐浴乳、洗髮精，沒想到卻忘了另一個「大洞」。

這個「大洞」就是對肌膚、頭髮造成大傷害的「蓮蓬頭自來水」。

◉入浴時貧血的原因是氯

對飲用水、煮飯水神經質的人，卻意外地用自來水洗頭、洗澡而不在乎。

洗髮、洗臉時用的水溫高，則水中的氯及化學物質會從熱水中釋放出來，氯與水中的甲烷化合，會發生三氯甲烷，已知此爲致癌物質。吸入含有氧化氯的熱水蒸氣後，繼續攝取二氧化碳形成的亞氯酸，會造成血紅蛋白障礙，進而導致貧血等障礙發生。

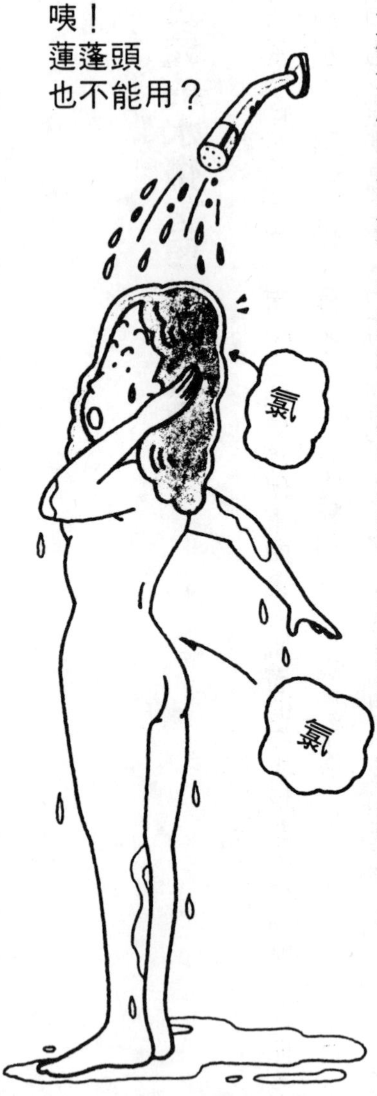

在關閉的浴室內容易發生貧血症狀，就是因爲前述之原因。

先前也敘述過，氯有附著於蛋白質的獨特性格，會被蛋白質構成的頭髮、肌膚吸收，引起頭髮分叉、斷裂、掉落、變色、皮膚發癢、粗燥、乾澀，進一步形成過敏肌膚、異常敏感型肌膚。

在游泳池戲水後，感覺頭髮粗燥、肌膚乾澀，其元凶也是氯。

以木炭淨水器淨化蓮蓬頭的水

要免除身體不受氯侵害，可以使用汲取的木炭水，或在蓮蓬頭加裝淨水器。

如圖所示的「蓮蓬頭淨水器」，以內藏木炭（纖維活性炭）的威力，將自來水改變成對肌膚、頭髮溫和、不傷害的淨化水。

不論從醫學、藥學觀點出發，現在具有此淨水、活性化能力的，在世界上也只有此種淨水、活水器。不僅敏感、過敏、異位性肌膚，爲了預防脫毛、薄毛等身體受傷害，家庭應裝設這種淨水、活性器。

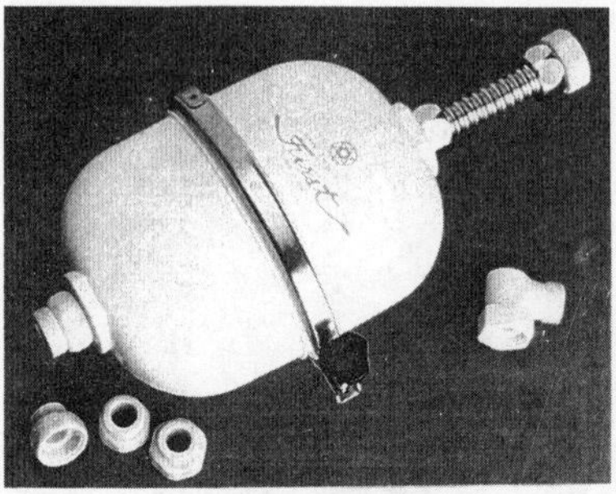

裝卸簡單的蓮蓬頭
淨水器

蓮蓬頭淨水器的特徵

○利用木炭（纖維活性炭）的威力，瞬間除去會破壞肌膚細胞的氯，再以內臟的磁石（3200高斯）與天然石（文石）之相乘效果，使水分子縮小，調整礦物質均衡。

○使肌膚柔滑、防止浴室發霉。

蓮蓬頭淨水器的內部構造

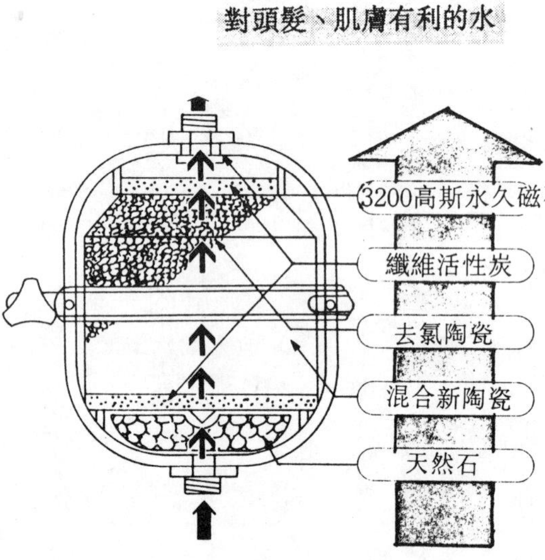

有效的木炭利用法與量

需要均三十公斤白炭

木炭對身體的良好影響，相信各位都已經了解。那麼，該如何使用適當量呢？

要實踐木炭健康生活，大概需要三十公斤的木炭，而且從木炭的礦物質效果、對電磁波的影響思考，一定要使用像備長炭般的白炭。

請先了解木炭的構造與特性後，有信心地使用。

想要過著眞正的健康生活，除了用於飲食、入浴外，也請用於改善生活空間。

在房子裡各處放置木炭，不但簡單而且有效。

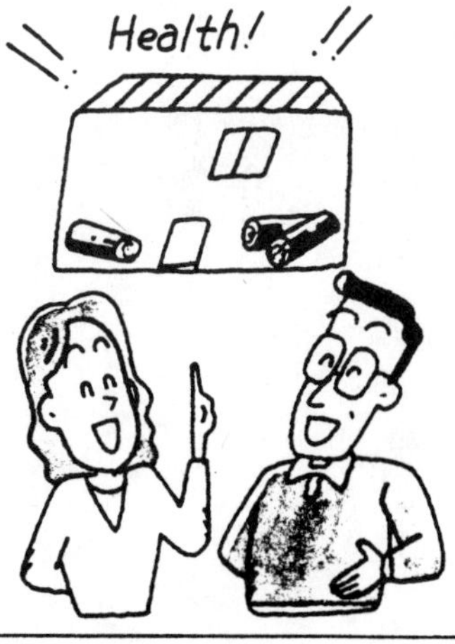

後記——木炭免除電磁波之害

木炭除了可以改善我們的生活環境之外，還對美容、健康有很大幫助。本書已盡可能地著眼於實用性、實踐性加以介紹。

尤其以市面上木炭活用法中很少觸及的健康活用法爲重點。

我首創「自然療法」，畢生致力推展此療法，而木炭可稱爲是自然療法的基本、象徵，所以我也將持續熱心推展木炭生活。

以下將本書所介紹的木炭對於健康的主要效果，做一番總整理。

①木炭具有的遠紅外線效果，使身體從內部開始溫熱（沐浴活用、木炭墊、木炭床單等等）。

②一公克木炭的表面積相當於數百塊榻榻米，這可以調節濕度，過著舒適的生活。

③可以吸臭味及人體有害毒素。

④木炭本身是良質礦物質塊，加入飲用水、煮飯水、沐浴水中，礦物質會溶解出來，對人體有益。

⑤木炭會放出負離子，遮蔽有害人體的電磁波。

以上是木炭對生活改善、健康法的應用重點，本書以此爲基本介紹其實踐法。尤其對⑤項加強介紹，現代電磁波問題已經成爲大的社會問題，引起「新公害問題」。此處再針對電磁波遮蔽效果進行補充。

電磁波的發生可大別爲①自然現象、②人工形成二類。今天問題最嚴重的是人工電器製品、電子機器類。

我們周圍，不論住家或辦公場所，都被電磁波所包圍，而且還在持續增加中。電視、微波爐等家庭用品、電腦、文字處理機、傳眞機，以及現在持續增加的行動電話、無線電話……。

這些製品都會發出電磁波，尤其ＩＣ及ＬＳＩ最容易發生電磁波，最近家電、電子機器多爲內藏ＩＣ、ＬＳＩ製品，辦公室自動化機器也使用ＩＣ、ＬＳＩ，這些製品已成爲現代生活不可或缺。

但最近以美國爲首的各先進國家，都著眼於這些製品發出的電磁波對人體產生之不良影響，各種身心障礙問題已成爲社會化。

不論如何優秀、如何便利，這些製品畢竟會對人類生命、健康造成不良影響，眞傷腦筋。一九九五年起實施的PL法（製造者責任法），就是以這些製品造成的問題爲重點。以美國爲首的世界各國，已著手研究調查電磁波對身心的障礙。

而用什麼方法可以遮蔽電磁波呢？①抑制電磁波的發生源、②利用金屬般的導電體覆蓋機器，使電磁波不放射出來。

②的場合，可以在個人電腦等小型機器加裝金屬板或導電性的高分子材料製成的箱型物，以遮蔽電磁波。但大型電腦室或自動化辦公室、智慧型大樓等，恐怕就難用電磁波遮蔽體覆蓋了。

如今利用木炭是最佳方法。

關於電磁波之遮蔽，以下是京都大學木質科學研究所教授石原茂久先生的記事。

「控制木炭燒成溫度，使之成爲鉛化，從π電子共鳴構造，可以將高導電性付予木炭，或使用添加物於原材料燒成，得到高導電性炭。

使用像這種高導性木炭的成型材料或複合材料爲素材，即具有與金屬板同等或以上的遮蔽性，而且比重低，所以可以得到輕量電磁波遮蔽材料。」（取自「木炭與木醋液」一家光協會刊）

根據最新資訊顯示，以電氣、電子機器爲首的通信器材、住宅關係，以飛機爲首的交通、船舶等，有利用木炭遮蔽電磁波的傾向，相信在不久的將來，我們四周一定佈滿活用木炭的電磁波遮蔽材。

本書之完成，感謝各方人士鼎力相助，在此致上誠摯謝意。

著者　醫學博士
大槻　彰

著者略歷：大槻彰

一九二八年生於日本京都府。明治藥科大學畢業後，經慶應大學醫學系附屬慶應醫院研究生進入佐藤製藥公司。擔任總經理、企劃宣傳部長，後因病離職。

經過三年與疾病纏鬥的生活中，創始提高自然治癒力的「自然療法」，設立日本自療療法學會、日本未病醫學會、日本自然美容學會、日本藥粧美學學會。爲日本全國約一千三百家藥局、藥店會員的會長，活躍於會的營運、演講及著書的活動。其間經過東京醫科大學、昭和大學醫學系授予醫學博士學位。

明治藥科大學明藥學園評議員，元東邦大學藥學部講師，日本國際筆會（P.E. N. Club）會員。著書約一百三十五冊。

・熱門新知・品冠編號 67

1.	圖解基因與 DNA	（精）	中原英臣主編	230 元
2.	圖解人體的神奇	（精）	米山公啟主編	230 元
3.	圖解腦與心的構造	（精）	永田和哉主編	230 元
4.	圖解科學的神奇	（精）	鳥海光弘主編	230 元
5.	圖解數學的神奇	（精）	柳 谷 晃著	250 元
6.	圖解基因操作	（精）	海老原充主編	230 元
7.	圖解後基因組	（精）	才園哲人著	230 元
8.	圖解再生醫療的構造與未來		才園哲人著	230 元
9.	圖解保護身體的免疫構造		才園哲人著	230 元

・圍棋輕鬆學・品冠編號 68

1.	圍棋六日通	李曉佳編著	160 元

・生活廣場・品冠編號 61

2.	366 天誕生星	李芳黛譯	280 元
3.	366 天誕生花與誕生石	李芳黛譯	280 元
4.	科學命相	淺野八郎著	220 元
5.	已知的他界科學	陳蒼杰譯	220 元
6.	開拓未來的他界科學	陳蒼杰譯	220 元
7.	世紀末變態心理犯罪檔案	沈永嘉譯	240 元
8.	366 天開運年鑑	林廷宇編著	230 元
9.	色彩學與你	野村順一著	230 元
10.	科學手相	淺野八郎著	230 元
11.	你也能成為戀愛高手	柯富陽編著	220 元
12.	血型與十二星座	許淑瑛編著	230 元
13.	動物測驗—人性現形	淺野八郎著	200 元
14.	愛情、幸福完全自測	淺野八郎著	200 元
15.	輕鬆攻佔女性	趙奕世編著	230 元
16.	解讀命運密碼	郭宗德著	200 元
16.	由客家了解亞洲	高木桂藏著	220 元

・女醫師系列・品冠編號 62

1. 子宮內膜症　國府田清子著　200 元
2. 子宮肌瘤　黑島淳子著　200 元
3. 上班女性的壓力症候群　池下育子著　200 元
4. 漏尿、尿失禁　中田真木著　200 元
5. 高齡生產　大鷹美子著　200 元
6. 子宮癌　上坊敏子著　200 元
7. 避孕　早乙女智子著　200 元
8. 不孕症　中村春根著　200 元
9. 生理痛與生理不順　堀口雅子著　200 元
10. 更年期　野末悅子著　200 元

・傳統民俗療法・品冠編號 63

1. 神奇刀療法　潘文雄著　200 元
2. 神奇拍打療法　安在峰著　200 元
3. 神奇拔罐療法　安在峰著　200 元
4. 神奇艾灸療法　安在峰著　200 元
5. 神奇貼敷療法　安在峰著　200 元
6. 神奇薰洗療法　安在峰著　200 元
7. 神奇耳穴療法　安在峰著　200 元
8. 神奇指針療法　安在峰著　200 元
9. 神奇藥酒療法　安在峰著　200 元
10. 神奇藥茶療法　安在峰著　200 元
11. 神奇推拿療法　張貴荷著　200 元
12. 神奇止痛療法　漆 浩 著　200 元
13. 神奇天然藥食物療法　李琳編著　200 元
14. 神奇新穴療法　吳德華編著　200 元

・常見病藥膳調養叢書・品冠編號 631

1. 脂肪肝四季飲食　蕭守貴著　200 元
2. 高血壓四季飲食　秦玖剛著　200 元
3. 慢性腎炎四季飲食　魏從強著　200 元
4. 高脂血症四季飲食　薛輝著　200 元
5. 慢性胃炎四季飲食　馬秉祥著　200 元
6. 糖尿病四季飲食　王耀獻著　200 元
7. 癌症四季飲食　李忠著　200 元
8. 痛風四季飲食　魯焰主編　200 元
9. 肝炎四季飲食　王虹等著　200 元
10. 肥胖症四季飲食　李偉等著　200 元
11. 膽囊炎、膽石症四季飲食　謝春娥著　200 元

・彩色圖解保健・品冠編號 64

1.	瘦身	主婦之友社	300 元
2.	腰痛	主婦之友社	300 元
3.	肩膀痠痛	主婦之友社	300 元
4.	腰、膝、腳的疼痛	主婦之友社	300 元
5.	壓力、精神疲勞	主婦之友社	300 元
6.	眼睛疲勞、視力減退	主婦之友社	300 元

・休閒保健叢書・品冠編號 641

1.	瘦身保健按摩術	聞慶漢主編	200 元

・心 想 事 成・品冠編號 65

1.	魔法愛情點心	結城莫拉著	120 元
2.	可愛手工飾品	結城莫拉著	120 元
3.	可愛打扮 & 髮型	結城莫拉著	120 元
4.	撲克牌算命	結城莫拉著	120 元

・少 年 偵 探・品冠編號 66

1.	怪盜二十面相	（精）	江戶川亂步著	特價 189 元
2.	少年偵探團	（精）	江戶川亂步著	特價 189 元
3.	妖怪博士	（精）	江戶川亂步著	特價 189 元
4.	大金塊	（精）	江戶川亂步著	特價 230 元
5.	青銅魔人	（精）	江戶川亂步著	特價 230 元
6.	地底魔術王	（精）	江戶川亂步著	特價 230 元
7.	透明怪人	（精）	江戶川亂步著	特價 230 元
8.	怪人四十面相	（精）	江戶川亂步著	特價 230 元
9.	宇宙怪人	（精）	江戶川亂步著	特價 230 元
10.	恐怖的鐵塔王國	（精）	江戶川亂步著	特價 230 元
11.	灰色巨人	（精）	江戶川亂步著	特價 230 元
12.	海底魔術師	（精）	江戶川亂步著	特價 230 元
13.	黃金豹	（精）	江戶川亂步著	特價 230 元
14.	魔法博士	（精）	江戶川亂步著	特價 230 元
15.	馬戲怪人	（精）	江戶川亂步著	特價 230 元
16.	魔人銅鑼	（精）	江戶川亂步著	特價 230 元
17.	魔法人偶	（精）	江戶川亂步著	特價 230 元
18.	奇面城的秘密	（精）	江戶川亂步著	特價 230 元
19.	夜光人	（精）	江戶川亂步著	特價 230 元
20.	塔上的魔術師	（精）	江戶川亂步著	特價 230 元
21.	鐵人Q	（精）	江戶川亂步著	特價 230 元
22.	假面恐怖王	（精）	江戶川亂步著	特價 230 元

23. 電人M	（精）	江戶川亂步著	特價 230 元
24. 二十面相的詛咒	（精）	江戶川亂步著	特價 230 元
25. 飛天二十面相	（精）	江戶川亂步著	特價 230 元
26. 黃金怪獸	（精）	江戶川亂步著	特價 230 元

・武　術　特　輯・大展編號 10

1. 陳式太極拳入門	馮志強編著	180 元
2. 武式太極拳	郝少如編著	200 元
3. 中國跆拳道實戰 100 例	岳維傳著	220 元
4. 教門長拳	蕭京凌編著	150 元
5. 跆拳道	蕭京凌編譯	180 元
6. 正傳合氣道	程曉鈴譯	200 元
7. 實用雙節棍	吳志勇編著	200 元
8. 格鬥空手道	鄭旭旭編著	200 元
9. 實用跆拳道	陳國榮編著	200 元
10. 武術初學指南	李文英、解守德編著	250 元
11. 泰國拳	陳國榮著	180 元
12. 中國式摔跤	黃　斌編著	180 元
13. 太極劍入門	李德印編著	180 元
14. 太極拳運動	運動司編	250 元
15. 太極拳譜	清・王宗岳等著	280 元
16. 散手初學	冷　峰編著	200 元
17. 南拳	朱瑞琪編著	180 元
18. 吳式太極劍	王培生著	200 元
19. 太極拳健身與技擊	王培生著	250 元
20. 秘傳武當八卦掌	狄兆龍著	250 元
21. 太極拳論譚	沈　壽著	250 元
22. 陳式太極拳技擊法	馬　虹著	250 元
23. 二十四式/三十二式 太極 拳/劍	闞桂香著	180 元
24. 楊式秘傳 129 式太極長拳	張楚全著	280 元
25. 楊式太極拳架詳解	林炳堯著	280 元
26. 華佗五禽劍	劉時榮著	180 元
27. 太極拳基礎講座：基本功與簡化 24 式	李德印著	250 元
28. 武式太極拳精華	薛乃印著	200 元
29. 陳式太極拳拳理闡微	馬　虹著	350 元
30. 陳式太極拳體用全書	馬　虹著	400 元
31. 張三豐太極拳	陳占奎著	200 元
32. 中國太極推手	張　山主編	300 元
33. 48 式太極拳入門	門惠豐編著	220 元
34. 太極拳奇人奇功	嚴翰秀編著	250 元
35. 心意門秘籍	李新民編著	220 元
36. 三才門乾坤戊己功	王培生編著	220 元
37. 武式太極劍精華＋VCD	薛乃印編著	350 元

38.	楊式太極拳	傅鐘文演述	200 元
39.	陳式太極拳、劍 36 式	闞桂香編著	250 元
40.	正宗武式太極拳	薛乃印著	220 元
41.	杜元化＜太極拳正宗＞考析	王海洲等著	300 元
42.	＜珍貴版＞陳式太極拳	沈家楨著	280 元
43.	24 式太極拳＋VCD	中國國家體育總局著	350 元
44.	太極推手絕技	安在峰編著	250 元
45.	孫祿堂武學錄	孫祿堂著	300 元
46.	＜珍貴本＞陳式太極拳精選	馮志強著	280 元
47.	武當趙堡太極拳小架	鄭悟清傳授	250 元
48.	太極拳習練知識問答	邱丕相主編	220 元
49.	八法拳 八法槍	武世俊著	22[illegible] 元
50.	地趟拳＋VCD	張憲政著	350 元
51.	四十八式太極拳＋DVD	楊 靜演示	400 元
52.	三十二式太極劍＋VCD	楊 靜演示	300 元
53.	隨曲就伸 中國太極拳名家對話錄	余功保著	300 元
54.	陳式太極拳五功八法十三勢	闞桂香著	200 元
55.	六合螳螂拳	劉敬儒等著	280 元
56.	古本新探華佗五禽戲	劉時榮編著	180 元
57.	陳式太極拳養生功＋VCD	陳正雷著	350 元
58.	中國循經太極拳二十四式教程	李兆生著	300 元
59.	＜珍貴本＞太極拳研究	唐豪・顧留馨著	250 元
60.	武當三豐太極拳	劉嗣傳著	300 元
61.	楊式太極拳體用圖解	崔仲三編著	400 元
62.	太極十三刀	張耀忠編著	230 元
63.	和式太極拳譜＋VCD	和有祿編著	450 元
64.	太極內功養生術	關永年著	300 元
65.	養生太極推手	黃康輝編著	280 元
66.	太極推手祕傳	安在峰編著	300 元
67.	楊少侯太極拳用架真詮	李璉編著	280 元
68.	細說陰陽相濟的太極拳	林冠澄著	350 元
69.	太極內功解祕	祝大彤編著	280 元
70.	簡易太極拳健身功	王建華著	200 元
71.	楊氏太極拳真傳	趙斌等著	380 元
72.	李子鳴傳梁式直趟八卦六十四散手掌	張全亮編著	200 元
73.	炮捶 陳式太極拳第二路	顧留馨著	330 元
74.	太極推手技擊傳真	王鳳鳴編著	300 元
75.	傳統五十八式太極劍	張楚全編著	200 元
76.	新編太極拳對練	曾乃梁編著	280 元
77.	意拳拳學	王薌齋創始	280 元
78.	心意拳練功竅要	馬琳璋著	300 元
79.	形意拳搏擊的理與法	買正虎編著	300 元
80.	拳道功法學	李玉柱編著	300 元

・彩色圖解太極武術・大展編號 102

1.	太極功夫扇	李德印編著	220 元
2.	武當太極劍	李德印編著	220 元
3.	楊式太極劍	李德印編著	220 元
4.	楊式太極刀	王志遠著	220 元
5.	二十四式太極拳(楊式)＋VCD	李德印編著	350 元
6.	三十二式太極劍(楊式)＋VCD	李德印編著	350 元
7.	四十二式太極劍＋VCD	李德印編著	350 元
8.	四十二式太極拳＋VCD	李德印編著	350 元
9.	16 式太極拳 18 式太極劍＋VCD	崔仲三著	350 元
10.	楊氏 28 式太極拳＋VCD	趙幼斌著	350 元
11.	楊式太極拳 40 式＋VCD	宗維潔編著	350 元
12.	陳式太極拳 56 式＋VCD	黃康輝等著	350 元
13.	吳式太極拳 45 式＋VCD	宗維潔編著	350 元
14.	精簡陳式太極拳 8 式、16 式	黃康輝編著	220 元
15.	精簡吳式太極拳<36 式拳架・推手>	柳恩久主編	220 元
16.	夕陽美功夫扇	李德印著	220 元
17.	綜合 48 式太極拳＋VCD	竺玉明編著	350 元
18.	32 式太極拳（四段）	宗維潔演示	220 元
19.	楊氏 37 式太極拳＋VCD	趙幼斌著	350 元
20.	楊氏 51 式太極劍＋VCD	趙幼斌著	350 元

・國際武術競賽套路・大展編號 103

1.	長拳	李巧玲執筆	220 元
2.	劍術	程慧琨執筆	220 元
3.	刀術	劉同為執筆	220 元
4.	槍術	張躍寧執筆	220 元
5.	棍術	殷玉柱執筆	220 元

・簡化太極拳・大展編號 104

1.	陳式太極拳十三式	陳正雷編著	200 元
2.	楊式太極拳十三式	楊振鐸編著	200 元
3.	吳式太極拳十三式	李秉慈編著	200 元
4.	武式太極拳十三式	喬松茂編著	200 元
5.	孫式太極拳十三式	孫劍雲編著	200 元
6.	趙堡太極拳十三式	王海洲編著	200 元

・導引養生功・大展編號 105

1.	疏筋壯骨功＋VCD	張廣德著	350 元

2. 導引保建功＋VCD 張廣德著 350 元
3. 頤身九段錦＋VCD 張廣德著 350 元
4. 九九還童功＋VCD 張廣德著 350 元
5. 舒心平血功＋VCD 張廣德著 350 元
6. 益氣養肺功＋VCD 張廣德著 350 元
7. 養生太極扇＋VCD 張廣德著 350 元
8. 養生太極棒＋VCD 張廣德著 350 元
9. 導引養生形體詩韻＋VCD 張廣德著 350 元
10. 四十九式經絡動功＋VCD 張廣德著 350 元

・中國當代太極拳名家名著・大展編號 106

1. 李德印太極拳規範教程 李德印著 550 元
2. 王培生吳式太極拳詮真 王培生著 500 元
3. 喬松茂武式太極拳詮真 喬松茂著 450 元
4. 孫劍雲孫式太極拳詮真 孫劍雲著 350 元
5. 王海洲趙堡太極拳詮真 王海洲著 500 元
6. 鄭琛太極拳道詮真 鄭琛著 450 元
7. 沈壽太極拳文集 沈壽著 630 元

・古代健身功法・大展編號 107

1. 練功十八法 蕭凌編著 200 元
2. 十段錦運動 劉時榮編著 180 元
3. 二十八式長壽健身操 劉時榮著 180 元
4. 三十二式太極雙扇 劉時榮著 160 元

・太極跤・大展編號 108

1. 太極防身術 郭慎著 300 元
2. 擒拿術 郭慎著 280 元

・名師出高徒・大展編號 111

1. 武術基本功與基本動作 劉玉萍編著 200 元
2. 長拳入門與精進 吳彬等著 220 元
3. 劍術刀術入門與精進 楊柏龍等著 220 元
4. 棍術、槍術入門與精進 邱丕相編著 220 元
5. 南拳入門與精進 朱瑞琪編著 220 元
6. 散手入門與精進 張山等著 220 元
7. 太極拳入門與精進 李德印編著 280 元
8. 太極推手入門與精進 田金龍編著 220 元

・實用武術技擊・大展編號 112

1.	實用自衛拳法	溫佐惠著	250 元
2.	搏擊術精選	陳清山等著	220 元
3.	秘傳防身絕技	程崑彬著	230 元
4.	振藩截拳道入門	陳琦平著	220 元
5.	實用擒拿法	韓建中著	220 元
6.	擒拿反擒拿 88 法	韓建中著	250 元
7.	武當秘門技擊術入門篇	高翔著	250 元
8.	武當秘門技擊術絕技篇	高翔著	250 元
9.	太極拳實用技擊法	武世俊著	220 元
10.	奪凶器基本技法	韓建中著	220 元
11.	峨眉拳實用技擊法	吳信良著	300 元

・中國武術規定套路・大展編號 113

1.	螳螂拳	中國武術系列	300 元
2.	劈掛拳	規定套路編寫組	300 元
3.	八極拳	國家體育總局	250 元
4.	木蘭拳	國家體育總局	230 元

・中華傳統武術・大展編號 114

1.	中華古今兵械圖考	裴錫榮主編	280 元
2.	武當劍	陳湘陵編著	200 元
3.	梁派八卦掌（老八掌）	李子鳴遺著	220 元
4.	少林 72 藝與武當 36 功	裴錫榮主編	230 元
5.	三十六把擒拿	佐藤金兵衛主編	200 元
6.	武當太極拳與盤手 20 法	裴錫榮主編	220 元
7.	錦八手拳學	楊永著	280 元
8.	自然門功夫精義	陳懷信編著	500 元

・少 林 功 夫・大展編號 115

1.	少林打擂秘訣	德虔、素法編著	300 元
2.	少林三大名拳 炮拳、大洪拳、六合拳	門惠豐等著	200 元
3.	少林三絕 氣功、點穴、擒拿	德虔編著	300 元
4.	少林怪兵器秘傳	素法等著	250 元
5.	少林護身暗器秘傳	素法等著	220 元
6.	少林金剛硬氣功	楊維編著	250 元
7.	少林棍法大全	德虔、素法編著	250 元
8.	少林看家拳	德虔、素法編著	250 元
9.	少林正宗七十二藝	德虔、素法編著	280 元

10. 少林瘋魔棍闡宗 馬德著 250 元
11. 少林正宗太祖拳法 高翔著 280 元
12. 少林拳技擊入門 劉世君編著 220 元
13. 少林十路鎮山拳 吳景川主編 300 元
14. 少林氣功祕集 釋德虔編著 220 元
15. 少林十大武藝 吳景川主編 450 元
16. 少林飛龍拳 劉世君著 200 元

・迷蹤拳系列・ 大展編號 116

1. 迷蹤拳（一）+VCD 李玉川編著 350 元
2. 迷蹤拳（二）+VCD 李玉川編著 350 元
3. 迷蹤拳（三） 李玉川編著 250 元
4. 迷蹤拳（四）+VCD 李玉川編著 580 元
5. 迷蹤拳（五） 李玉川編著 250 元
6. 迷蹤拳（六） 李玉川編著 300 元
7. 迷蹤拳（七） 李玉川編著 300 元
8. 迷蹤拳（八） 李玉川編著 300 元

・截拳道入門・ 大展編號 117

1. 截拳道手擊技法 舒建臣編著 230 元
2. 截拳道腳踢技法 舒建臣編著 230 元
3. 截拳道擒跌技法 舒建臣編著 230 元

・原地太極拳系列・ 大展編號 11

1. 原地綜合太極拳 24 式 胡啟賢創編 220 元
2. 原地活步太極拳 42 式 胡啟賢創編 200 元
3. 原地簡化太極拳 24 式 胡啟賢創編 200 元
4. 原地太極拳 12 式 胡啟賢創編 200 元
5. 原地青少年太極拳 22 式 胡啟賢創編 220 元

・道 學 文 化・ 大展編號 12

1. 道在養生：道教長壽術 郝勤等著 250 元
2. 龍虎丹道：道教內丹術 郝勤著 300 元
3. 天上人間：道教神仙譜系 黃德海著 250 元
4. 步罡踏斗：道教祭禮儀典 張澤洪著 250 元
5. 道醫窺秘：道教醫學康復術 王慶餘等著 250 元
6. 勸善成仙：道教生命倫理 李剛著 250 元
7. 洞天福地：道教宮觀勝境 沙銘壽著 250 元
8. 青詞碧簫：道教文學藝術 楊光文等著 250 元
9. 沈博絕麗：道教格言精粹 朱耕發等著 250 元

·易學智慧·大展編號 122

1.	易學與管理	余敦康主編	250 元
2.	易學與養生	劉長林等著	300 元
3.	易學與美學	劉綱紀等著	300 元
4.	易學與科技	董光壁著	280 元
5.	易學與建築	韓增祿著	280 元
6.	易學源流	鄭萬耕著	280 元
7.	易學的思維	傅雲龍等著	250 元
8.	周易與易圖	李申著	250 元
9.	中國佛教與周易	王仲堯著	350 元
10.	易學與儒學	任俊華著	350 元
11.	易學與道教符號揭秘	詹石窗著	350 元
12.	易傳通論	王博著	250 元
13.	談古論今說周易	龐鈺龍著	280 元
14.	易學與史學	吳懷祺著	230 元
15.	易學與天文學	盧央著	230 元
16.	易學與生態環境	楊文衡著	230 元
17.	易學與中國傳統醫學	蕭漢民著	280 元

·神算大師·大展編號 123

1.	劉伯溫神算兵法	應涵編著	280 元
2.	姜太公神算兵法	應涵編著	280 元
3.	鬼谷子神算兵法	應涵編著	280 元
4.	諸葛亮神算兵法	應涵編著	280 元

·鑑往知來·大展編號 124

1.	《三國志》給現代人的啟示	陳羲主編	220 元
2.	《史記》給現代人的啟示	陳羲主編	220 元
3.	《論語》給現代人的啟示	陳羲主編	220 元
4.	《孫子》給現代人的啟示	陳羲主編	220 元
5.	《唐詩選》給現代人的啟示	陳羲主編	220 元
6.	《菜根譚》給現代人的啟示	陳羲主編	220 元

·秘傳占卜系列·大展編號 14

1.	手相術	淺野八郎著	180 元
2.	人相術	淺野八郎著	180 元
3.	西洋占星術	淺野八郎著	180 元
4.	中國神奇占卜	淺野八郎著	150 元
5.	夢判斷	淺野八郎著	150 元
7.	法國式血型學	淺野八郎著	150 元

8. 靈感、符咒學　淺野八郎著　150元
9. 紙牌占卜術　淺野八郎著　150元
10. ESP超能力占卜　淺野八郎著　150元
11. 猶太數的秘術　淺野八郎著　150元
13. 塔羅牌預言秘法　淺野八郎著　200元

・趣味心理講座・大展編號15

1. 性格測驗（1）探索男與女　淺野八郎著　140元
2. 性格測驗（2）透視人心奧秘　淺野八郎著　140元
3. 性格測驗（3）發現陌生的自己　淺野八郎著　140元
4. 性格測驗（4）發現你的真面目　淺野八郎著　140元
5. 性格測驗（5）讓你們吃驚　淺野八郎著　140元
6. 性格測驗（6）洞穿心理盲點　淺野八郎著　140元
7. 性格測驗（7）探索對方心理　淺野八郎著　140元
8. 性格測驗（8）由吃認識自己　淺野八郎著　160元
9. 性格測驗（9）戀愛的心理　淺野八郎著　160元
10. 性格測驗（10）由裝扮瞭解人心　淺野八郎著　160元
11. 性格測驗（11）敲開內心玄機　淺野八郎著　140元
12. 性格測驗（12）透視你的未來　淺野八郎著　160元
13. 血型與你的一生　淺野八郎著　160元
14. 趣味推理遊戲　淺野八郎著　160元
15. 行為語言解析　淺野八郎著　160元

・婦幼天地・大展編號16

1. 八萬人減肥成果　黃靜香譯　180元
2. 三分鐘減肥體操　楊鴻儒譯　150元
3. 窈窕淑女美髮秘訣　柯素娥譯　130元
4. 使妳更迷人　成　玉譯　130元
5. 女性的更年期　官舒妍編譯　160元
6. 胎內育兒法　李玉瓊編譯　150元
7. 早產兒袋鼠式護理　唐岱蘭譯　200元
9. 初次育兒12個月　婦幼天地編譯組　180元
10. 斷乳食與幼兒食　婦幼天地編譯組　180元
11. 培養幼兒能力與性向　婦幼天地編譯組　180元
12. 培養幼兒創造力的玩具與遊戲　婦幼天地編譯組　180元
13. 幼兒的症狀與疾病　婦幼天地編譯組　180元
14. 腿部苗條健美法　婦幼天地編譯組　180元
15. 女性腰痛別忽視　婦幼天地編譯組　150元
16. 舒展身心體操術　李玉瓊編譯　130元
17. 三分鐘臉部體操　趙薇妮著　160元
18. 生動的笑容表情術　趙薇妮著　160元
19. 心曠神怡減肥法　川津祐介著　130元

20. 內衣使妳更美麗	陳玄茹譯	130 元
21. 瑜伽美姿美容	黃靜香編著	180 元
22. 高雅女性裝扮學	陳珮玲譯	180 元
23. 蠶糞肌膚美顏法	梨秀子著	160 元
24. 認識妳的身體	李玉瓊譯	160 元
25. 產後恢復苗條體態	居理安・芙萊喬著	200 元
26. 正確護髮美容法	山崎伊久江著	180 元
27. 安琪拉美姿養生學	安琪拉蘭斯博瑞著	180 元
28. 女體性醫學剖析	增田豐著	220 元
29. 懷孕與生產剖析	岡部綾子著	180 元
30. 斷奶後的健康育兒	東城百合子著	220 元
31. 引出孩子幹勁的責罵藝術	多湖輝著	170 元
32. 培養孩子獨立的藝術	多湖輝著	170 元
33. 子宮肌瘤與卵巢囊腫	陳秀琳編著	180 元
34. 下半身減肥法	納他夏・史達賓著	180 元
35. 女性自然美容法	吳雅菁編著	180 元
36. 再也不發胖	池園悅太郎著	170 元
37. 生男生女控制術	中垣勝裕著	220 元
38. 使妳的肌膚更亮麗	楊　皓編著	170 元
39. 臉部輪廓變美	芝崎義夫著	180 元
40. 斑點、皺紋自己治療	高須克彌著	180 元
41. 面皰自己治療	伊藤雄康著	180 元
42. 隨心所欲瘦身冥想法	原久子著	180 元
43. 胎兒革命	鈴木丈織著	180 元
44. NS 磁氣平衡法塑造窈窕奇蹟	古屋和江著	180 元
45. 享瘦從腳開始	山田陽子著	180 元
46. 小改變瘦 4 公斤	宮本裕子著	180 元
47. 軟管減肥瘦身	高橋輝男著	180 元
48. 海藻精神秘美容法	劉名揚編著	180 元
49. 肌膚保養與脫毛	鈴木真理著	180 元
50. 10 天減肥 3 公斤	彤雲編輯組	180 元
51. 穿出自己的品味	西村玲子著	280 元
52. 小孩髮型設計	李芳黛譯	250 元

・青　春　天　地・大展編號 17

1. A 血型與星座	柯素娥編譯	160 元
2. B 血型與星座	柯素娥編譯	160 元
3. 0 血型與星座	柯素娥編譯	160 元
4. AB 血型與星座	柯素娥編譯	120 元
5. 青春期性教室	呂貴嵐編譯	130 元
9. 小論文寫作秘訣	林顯茂編譯	120 元
11. 中學生野外遊戲	熊谷康編著	120 元
12. 恐怖極短篇	柯素娥編譯	130 元

13. 恐怖夜話	小毛驢編譯	130元
14. 恐怖幽默短篇	小毛驢編譯	120元
15. 黑色幽默短篇	小毛驢編譯	120元
16. 靈異怪談	小毛驢編譯	130元
17. 錯覺遊戲	小毛驢編著	130元
18. 整人遊戲	小毛驢編著	150元
19. 有趣的超常識	柯素娥編譯	130元
20. 哦！原來如此	林慶旺編譯	130元
21. 趣味競賽100種	劉名揚編譯	120元
22. 數學謎題入門	宋釗宜編譯	150元
23. 數學謎題解析	宋釗宜編譯	150元
24. 透視男女心理	林慶旺編譯	120元
25. 少女情懷的自白	李桂蘭編譯	120元
26. 由兄弟姊妹看命運	李玉瓊編譯	130元
27. 趣味的科學魔術	林慶旺編譯	150元
28. 趣味的心理實驗室	李燕玲編譯	150元
29. 愛與性心理測驗	小毛驢編譯	130元
30. 刑案推理解謎	小毛驢編譯	180元
31. 偵探常識推理	小毛驢編譯	180元
32. 偵探常識解謎	小毛驢編譯	130元
33. 偵探推理遊戲	小毛驢編譯	180元
34. 趣味的超魔術	廖玉山編著	150元
35. 趣味的珍奇發明	柯素娥編著	150元
36. 登山用具與技巧	陳瑞菊編著	150元
37. 性的漫談	蘇燕謀編著	180元
38. 無的漫談	蘇燕謀編著	180元
39. 黑色漫談	蘇燕謀編著	180元
40. 白色漫談	蘇燕謀編著	180元

・健 康 天 地・大展編號 18

1. 壓力的預防與治療	柯素娥編譯	130元
2. 超科學氣的魔力	柯素娥編譯	130元
3. 尿療法治病的神奇	中尾良一著	130元
4. 鐵證如山的尿療法奇蹟	廖玉山譯	120元
5. 一日斷食健康法	葉慈容編譯	150元
6. 胃部強健法	陳炳崑譯	120元
7. 癌症早期檢查法	廖松濤譯	160元
8. 老人痴呆症防止法	柯素娥編譯	170元
9. 松葉汁健康飲料	陳麗芬編譯	150元
10. 揉肚臍健康法	永井秋夫著	150元
11. 過勞死、猝死的預防	卓秀貞編譯	130元
12. 高血壓治療與飲食	藤山順豐著	180元
13. 老人看護指南	柯素娥編譯	150元

14. 美容外科淺談	楊啟宏著	150元
15. 美容外科新境界	楊啟宏著	150元
16. 鹽是天然的醫生	西英司郎著	140元
17. 年輕十歲不是夢	梁瑞麟譯	200元
18. 茶料理治百病	桑野和民著	180元
20. 杜仲茶養顏減肥法	西田博著	170元
21. 蜂膠驚人療效	瀨長良三郎著	180元
22. 蜂膠治百病	瀨長良三郎著	180元
23. 醫藥與生活	鄭炳全著	180元
24. 鈣長生寶典	落合敏著	180元
25. 大蒜長生寶典	木下繁太郎著	160元
26. 居家自我健康檢查	石川恭三著	160元
27. 永恆的健康人生	李秀鈴譯	200元
28. 大豆卵磷脂長生寶典	劉雪卿譯	150元
29. 芳香療法	梁艾琳譯	160元
30. 醋長生寶典	柯素娥譯	180元
31. 從星座透視健康	席拉・吉蒂斯著	180元
32. 愉悅自在保健學	野本二士夫著	160元
33. 裸睡健康法	丸山淳士等著	160元
35. 維他命長生寶典	菅原明子著	180元
36. 維他命C新效果	鐘文訓編	150元
37. 手、腳病理按摩	堤芳朗著	160元
38. AIDS瞭解與預防	彼得塔歇爾著	180元
39. 甲殼質殼聚糖健康法	沈永嘉譯	160元
40. 神經痛預防與治療	木下真男著	160元
41. 室內身體鍛鍊法	陳炳崑編著	160元
42. 吃出健康藥膳	劉大器編著	180元
43. 自我指壓術	蘇燕謀編著	160元
44. 紅蘿蔔汁斷食療法	李玉瓊編著	150元
45. 洗心術健康秘法	竺翠萍編譯	170元
46. 枇杷葉健康療法	柯素娥編譯	180元
47. 抗衰血癒	楊啟宏著	180元
48. 與癌搏鬥記	逸見政孝著	180元
49. 冬蟲夏草長生寶典	高橋義博著	170元
50. 痔瘡・大腸疾病先端療法	宮島伸宜著	180元
51. 膠布治癒頑固慢性病	加瀨建造著	180元
52. 芝麻神奇健康法	小林貞作著	170元
53. 香煙能防止癡呆？	高田明和著	180元
54. 穀菜食治癌療法	佐藤成志著	180元
55. 貼藥健康法	松原英多著	180元
56. 克服癌症調和道呼吸法	帶津良一著	180元
58. 青春永駐養生導引術	早島正雄著	180元
59. 改變呼吸法創造健康	原久子著	180元
60. 荷爾蒙平衡養生秘訣	出村博著	180元

61.	水美肌健康法	井戶勝富著	170元
62.	認識食物掌握健康	廖梅珠編著	170元
64.	酸莖菌驚人療效	上田明彥著	180元
65.	大豆卵磷脂治現代病	神津健一著	200元
66.	時辰療法—危險時刻凌晨4時	呂建強等著	180元
67.	自然治癒力提升法	帶津良一著	180元
68.	巧妙的氣保健法	藤平墨子著	180元
69.	治癒C型肝炎	熊田博光著	180元
70.	肝臟病預防與治療	劉名揚編著	180元
71.	腰痛平衡療法	荒井政信著	180元
72.	根治多汗症、狐臭	稻葉益巳著	220元
73.	40歲以後的骨質疏鬆症	沈永嘉譯	180元
74.	認識中藥	松下一成著	180元
75.	認識氣的科學	佐佐木茂美著	180元
76.	我戰勝了癌症	安田伸著	180元
77.	斑點是身心的危險信號	中野進著	180元
78.	艾波拉病毒大震撼	玉川重德著	180元
79.	重新還我黑髮	桑名隆一郎著	180元
80.	身體節律與健康	林博史著	180元
81.	生薑治萬病	石原結實著	180元
83.	木炭驚人的威力	大槻彰著	200元
84.	認識活性氧	井土貴司著	180元
85.	深海鮫治百病	廖玉山編著	180元
86.	神奇的蜂王乳	井上丹治著	180元
87.	卡拉OK健腦法	東潔著	180元
88.	卡拉OK健康法	福田伴男著	180元
89.	醫藥與生活（二）	鄭炳全著	200元
91.	年輕10歲快步健康法	石塚忠雄著	180元
92.	石榴的驚人神效	岡本順子著	180元
93.	飲料健康法	白鳥早奈英著	180元
94.	健康棒體操	劉名揚編譯	180元
95.	催眠健康法	蕭京凌編著	180元
96.	鬱金（美王）治百病	水野修一著	180元
97.	醫藥與生活（三）	鄭炳全著	200元

・實用女性學講座・大展編號 19

1.	解讀女性內心世界	島田一男著	150元
2.	塑造成熟的女性	島田一男著	150元
3.	女性整體裝扮學	黃靜香編著	180元
4.	女性應對禮儀	黃靜香編著	180元
5.	女性婚前必修	小野十傳著	200元
6.	徹底瞭解女人	田口二州著	180元
7.	拆穿女性謊言88招	島田一男著	200元

國家圖書館出版品預行編目資料

木炭驚人的威力／大槻彰著；李芳黛譯
－初版－臺北市，大展，民 86
面；21 公分－1 版（健康天地；83）；2 版（元氣系列；7）
譯自：驚異の木炭パワー
ISBN 957-557-773-6（平裝）
1. 治療法 2. 健康法
418.94 86013602

木炭驚人的威力

ISBN 957-557-773-6

原著者／大 槻 彰
譯 者／李 芳 黛
發行人／蔡 森 明
出版者／大展出版社有限公司
社 址／台北市北投區（石牌）致遠一路 2 段 12 巷 1 號
電 話／(02) 28236031・28236033・28233123
傳 真／(02) 28272069
郵政劃撥／01669551
網 址／www.dah-jaan.com.tw
E-mail／service@dah-jaan.com.tw
登記證／局版臺業字第 2171 號
承印者／國順文具印刷行
裝 訂／建鑫印刷裝訂有限公司
排版者／弘益電腦排版有限公司
初版1刷／1997 年（民 86 年）10 月
初版2刷／2001 年（民 90 年） 2 月
2 版1刷／2006 年（民 95 年） 3 月
定價／200 元

大展好書　好書大展
品嘗好書　冠群可期

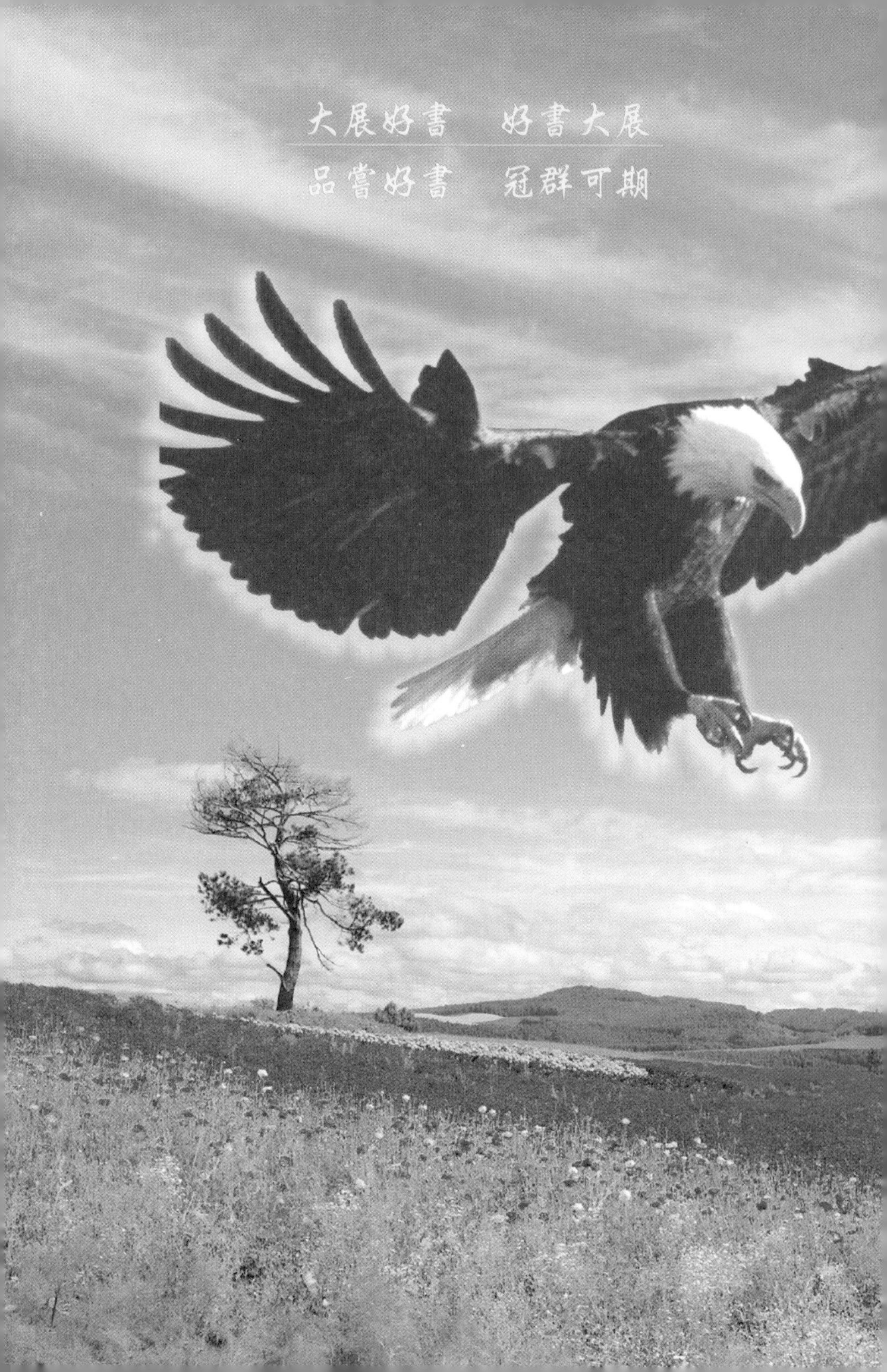
大展好書　好書大展
品嘗好書　冠群可期